Inhalt

Vorwort

Wenn Sie an sich selbst die vitalisierende Wirkung der Reflex-Heilmassage verspüren, kommt Ihnen kein Zweifel mehr auf, daß diese Naturheilmethode Ihre Gesundheit fördert. Als Regulationstherapie wirkt sie auf den Energiehaushalt des menschlichen Körpers ein und kräftigt ihn. Diese aktive Lebenskraft ist für jede einzelne Zelle praktisch dasselbe wie Elektrizität für Maschinen: sie treibt sie an!

Aber nicht nur im Krankheitsfall wird die Reflex-Heilmassage als wohltuend und heilend empfunden, auch für die tägliche Vitalität ist die Anwendung dieser einzigartigen Methode ein „Wächter der Gesundheit". Sie schützt uns vor Erkrankungen, indem sie unsere körpereigenen Abwehrkräfte stärkt. Umweltgifte werden schneller in unserem Körper beseitigt und Stoffwechselschlacken vermehrt ausgeschieden. Die Krankheitsanfälligkeit wird dadurch deutlich vermindert.

Ohne Zweifel kann man bei der Anwendung der Reflex-Heilmassage von einer „heilenden Kraft der Natur" sprechen, die energetisch-funktionelle Wirkungen in unserem Körper hervorbringt. Ihre bio-vitale Bedeutung beschränkt sich dabei nicht auf verborgene physiologische Abläufe, sondern sie erreicht auch unseren inneren Wesenskern. Durch das Bewußtwerden dieser „inneren Räume" ergibt sich eine nicht zu unterschätzende Möglichkeit im Kräftespiel der Natur mit unserem Körper im Einklang zu bleiben.

Aus der Sicht der Reflex-Heilmassage am Fuß entsteht dieser Zustand vollkommenen Wohlbefindens als schöpferische Antwort des Organismus auf Reize, die nach dem Korrespondenzsystem eine Anpassung, Regeneration und Selbsterneuerung bewirken. Diese Naturheilmethode zu verstehen bedeutet, dem Körper eine „Botschaft" zu vermitteln, wenn er aus dem inneren Gleichgewicht gerät.

Bei der vorliegenden Arbeit war es mir ein Anliegen, diese Wege und Heilungsmöglichkeiten aufzuzeigen, für das bessere Verständnis dieser subtilen Heilmethode. Ich hoffe, daß meine langjährige Erfahrung in diesem Teilbereich der Naturheilkunde dazu beiträgt, daß diese Form der Selbst- und Partnerbehandlung in der Gesundheitsvorsorge vermehrt angewandt wird.

Herisau, 1984   *Holger Hannemann*

Einleitung

Reflexologie

Manuelle Heilbehandlungen sind so alt wie die Menschheit. Die alten Ägypter und Griechen kannten sie, ebenso die Chinesen. Sie wußten, daß der menschliche Körper aus einer Symphonie von Schwingungen besteht, indem die einzelnen Organe aufeinander einwirken und somit ein kompliziertes Fließgleichgewicht aufrechterhalten. Diese dynamische Auffassung des Organismus kann auch heute noch zu den wichtigsten Prinzipien der modernen Systemlehre gezählt werden. Somit sind alle Stoffwechselvorgänge in unserem Körper dynamisch, nicht ruhend, sondern in sich bewegt. Der lebende Organismus ist nicht ein nach außen abgeschlossenes System, sondern ein offenes, das fortwährend Energie nach außen abgibt und solche von außen aufnimmt. Dank dieses ununterbrochenen Austausches ist der Körper imstande seine Stabilität zu behaupten. Was sich als äußere Form beharrend darstellt, erhält sich nur in einem ständigen physikalisch-chemischen Fließgleichgewicht. Der körpereigene Stoffwechsel bringt nicht nur Bestandteile nach außen, zum Beispiel die Reste absterbender Zellen und Gewebe, er hilft dem Organismus auch, neue Substanzen aufzunehmen, zu Energie zu verarbeiten, vor allem durch die Nahrungsaufnahme und durch die Atmung.

Auf diesem Wege kann sich der Organismus zu noch größerer Vollkommenheit entfalten, indem er wächst und seine Stabilität behauptet. Zusätzliche Energie, die er hierfür braucht, liefert ihm eben jenes Fließgleichgewicht, dessen Zu- und Abflüsse so verlaufen, daß dabei Energie nicht etwa verloren geht, sondern im Gegenteil hinzugewonnen wird. Dieser Energiegewinn ist praktisch eine ständige Neuschöpfung und für die Aufrechterhaltung der Gesundheit von größter Wichtigkeit.

Uns fehlt wohl die Vorstellung, wie komplex diese energetischen Abläufe in unserem Organismus sind. Aber man weiß, daß mit einem äußerst geringen Energieaufwand unsere Sinnesorgane, wie das Gehör und die Augen ihre Funktion erfüllen. Daher gibt es keine Gesundheit und keine Krankheit ohne Mitbeteiligung dieser „Lebensenergie", als der stärksten Energiequelle unseres Organismus. Treten nun Störungen in diesem hochkomplizierten System auf, führen sie ausweglos zur Krankheit, wenn nicht die Natur durch ihr Selbstheilbestreben regulierend dafür sorgt, daß wieder Ordnung, d. h. Ganzheit, im Körper zustandekommt. Diese göttliche Naturheilkraft wirkt seit Urzeiten im menschlichen Körper und heilt alles, was heilbar ist. Das Wesen des guten Arztes besteht folglich darin, diese Voraussetzung für das „Selbst-Werde-Geschehen" des Organismus zu schaffen, damit sich die Gesundheit wieder herstellen kann. Und in der Tat ist es auch das Anliegen der Reflex-Heilmassage, durch gezielte manuelle Reize am Fuß, diesen natürlichen Heilprozeß des Organismus zu fördern.

Segment- und Heilbehandlung

Schon Ende des vorigen Jahrhunderts erkannte man die reflektorischen Zusammenhänge zwischen den inneren Organen und der Peripherie, den sogenannten segmentalen Zonen, die sich schichtweise schon im Mutterleib entwickeln. Ein dem Hologrammprinzip ähnlicher „Bauplan" sorgt dafür, daß sich der Mensch in der richtigen Weise verkörpert. So bilden sich vom Hirn und Rückenmark aus ziemlich gleichförmige organische Nerven, die dazu dienen, die Innen- und Außenorgane des Körpers gleichmäßig mit Nerven zu versorgen. Später trennen sich die Innenorgane durch die natürliche Größenentwicklung von ihrem Rückenmark-Heimatbezirk. Die Nerven wachsen in der Länge mit. Dadurch bleiben die Organe mit dem Abschnitt des Rückenmarks in Zusammenhang, der gleichsam als „Provinzialregierung" dafür sorgt, daß ein Fließgleichgewichtszustand der polaren Kräfte in ihnen herrscht. Die provinziale Einteilung (Abbildung 1) wird als Segmentierung bezeichnet, der Abschnitt selbst, auch Dermatom genannt, ist das Segment.

So gehören zum Beispiel die Arme in den Provinzialabschnitt der Hals- und oberen Brustwirbelsäule und die unteren Extremitäten, die Beine, in den der Lendenwirbelsäule. Störungen in diesen Segmenten, die sich durch eine abnorme Schmerzempfindlichkeit (Hyperalgesie) bemerkbar machen, deuten in der Regel auf eine Organstörung hin oder auf eine „Nervenblockade" der kutiviszeralen Nerven, die mit den entsprechenden Organen korrespondieren. Beides ist denkbar und viele Organerkrankungen und Leiden sind die Folge von außen kommender und über Gefäßwand und Nervenbahn zum Organ hin weitergeleiteter störender Reize.

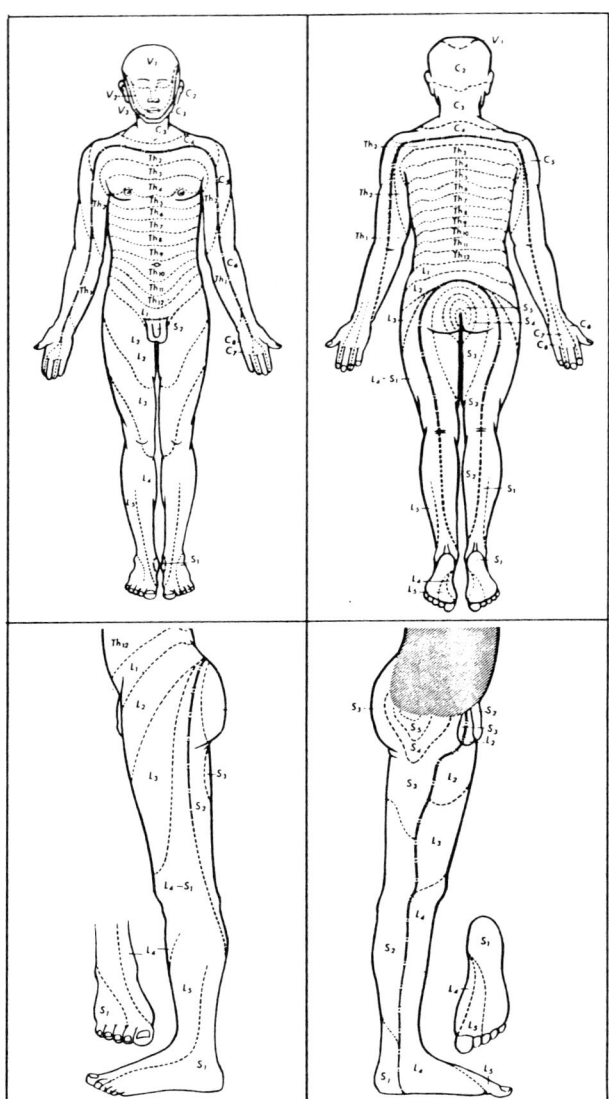

Abbildung 1

Die Hautsegmente, auch Dermatome genannt, wurden von dem Londoner Nervenarzt Henry Head beschrieben. Man nennt sie Headsche Zonen. Sie entsprechen dem Schmerzausstrahlungsgebiet eines erkrankten inneren Organs.

Die Beeinflußbarkeit beruht darauf, daß das innere Organ und der dazugehörige Hautbezirk eine gemeinsame Versorgung von dem gleichen Rückenmarkabschnitt besitzen.

Prof. Dr. med. Kreidmann sagte als Entdecker des Nervenkreislaufs in seiner Schrift mit gleichnamigem Titel 1893: „Der ganze Körper ist von einem Nervensystem überzogen und durchdrungen. Wenn an irgend einer Stelle diese Nervenbahnen durch einen Krankheitsherd unterbrochen sind, dann ist der Funktionsablauf psychisch und physisch gestört."

Bei den meisten Krankheitserscheinungen sind lebenswichtige Leitungsfunktionen durch Harnsäureablagerungen und hierdurch entstandene Entzündungen blockiert. Durch falsche Ernährung mit zuviel säurehaltiger und zu wenig basenhaltiger Nahrung, Umweltverschmutzung, Chemisierung der Nahrung, Stress usw. werden diese Krankheitssymptome noch verstärkt. Gelingt es dem geschädigten Organismus nicht, diese Schadstoffe von gefährdeten Organen oder Nervenleitungen abzutransportieren und auszuscheiden, so können sie alle möglichen Krankheitsbilder erzeugen.

Die Naturheilkunde hat von jeher die kutiviszeralen Beziehungen zu den einzelnen Segmenten zu Heilzwecken ausgenützt. Sie hat hierzu viele Heilmethoden entwickelt, wie die Bindegewebsmassage, das Schröpfen, das Baunscheidtieren, die Akupressur, die Akupunktur, bis hin zu den heroischen Methoden der über die Haut wirksamen Drastika. Alle diese Methoden, die „sanften" ebenso wie die „drastischen", haben ihre Berechtigung im therapeutischen Rahmen. Stets sollte man versuchen, auch wenn mehrere Methoden miteinander kombiniert werden, mit der geringsten körperlichen Belastung des Patienten und ohne schädliche Nebenwirkungen den größtmöglichen Heilerfolg zu erzielen.

Zunächst einmal wird durch solche Anwendungen die Durchblutung im Dermatom selbst verbessert. Sie hat reflektorisch gleichzeitig eine ebenfalls verbesserte Durchblutung im korrespondierenden Organ zur Folge. Dies ist ja eine der bekannten kutiviszeralen (Kutis = Haut und Viscera = Eingeweide) Beziehungen. Als Reaktion darauf ergeben sich im Organ bessere Stoffwechselbedingungen und damit die Möglichkeit zur Ausheilung krankhafter Zustände. Zum anderen werden durch segmentale Einwirkungen auf die Haut nervale und biochemische Reize ausgelöst. Hierdurch kommt der erkrankte Organismus, z.B. bei der Freisetzung von Hormonen, wie Serotonin und Nor-Adrenalin, durch die Veränderung der Neurotransmitter und Endorphine usw., in eine andere Lage, die das Selbstheilbestreben fördert. Außerdem ist vorstellbar, daß die fluktuierenden Wellenfelder der Zelle, die der interzellularen Information dienen, durch entsprechend gezielte Reize beeinflußt werden, was wiederum zu einer Regulierung und Normalisierung der verschiedenen Stoffwechselprozesse der Organzellverbände führen kann.

So wird der Behandler an den Fuß-Reflexzonen auch Akupunkturpunkte behandeln, ohne deshalb Akupunktur zu betreiben. Er wird lymphatischen Staugebieten begegnen, ohne deshalb zur Lymphdrainage überzuwechseln. Er wird am Fuß in den Ausläufen der Sakral- und Lumbalsegmente arbeiten (siehe Abbildung 1), ohne daß er deshalb eine Bindegewebsmassage macht. Es gibt hier zwar eine ganze Reihe von Überschneidungen und Bezugspunkten mit den anderen erwähnten Heilmethoden, wie z.b. der chinesischen Akupressur, aber jede Methode wirkt auf ihre eigene spezifische Art und Weise.

Dr. W. H. Fitzgerald und Edwin F. Bowers veröffentlichten 1917 in Amerika ihre Erkenntnisse der Reflexzonenbehandlungen unter dem Titel „Zone Therapy". Heute weiß man es aufgrund eingehender Studien: Am Fuß lassen sich reflektorische Zonen nachweisen und therapeutisch beeinflussen. Da diesen Fuß-Reflexzonen eine Ordnung zugrunde liegt, teilten Fitzgerald und Bower den menschlichen Körper in zehn vertikal verlaufende Zonen auf (Abbildung 2), die eine Ähnlichkeit mit den bekannten Energiebahnen, den „Meridianen" der chinesischen Akupunktur aufweisen. Jede Körperzone korrespondiert dabei mit einer Gruppe Fuß-Reflexzonen auf der gleichen Körperseite. Das heißt, daß zwischen Gehirn, Organen, Zähnen, Augen, Ohren, Händen, Füßen usw. eine komplexe bio-energetische Wechselwirkung besteht, die durch den Fließgleichgewichtszustand gewährleistet wird. Reflexzonenverbindungen sorgen für einen ständigen Austausch von Informationen, die in sogenannten Projektionsfeldern im Gehirn gespeichert werden. Als wichtigste Tatsache hat Dr. Amassian von der Universität Baltimor 1976 nachgewiesen, daß diese Projektionsfelder sehr oft übereinandergreifen und sich gegenseitig überlappen. Dieses Phänomen ist von erstranger Bedeutung, denn man begreift sehr rasch, wie dieses Phänomen die Wirkungsweise der Reflex-Heilmassage am Fuß erklären kann. Jede Fuß-Reflexzone steht also mit einem Projektionsfeld im Gehirn in Beziehung und das wiederum mit einem Organ. Die Reflex-Heilmassage am Fuß wird demnach eine Reaktion im Projektionsfeld dieser Zone im Gehirn auslösen.

Zu ganz ähnlichen Untersuchungsergebnissen kam der italienische Neurologe Prof. Dr. G. Calligaris in einem ähnlichen Zusammenhang.

**Körperzonen-
Einteilung**

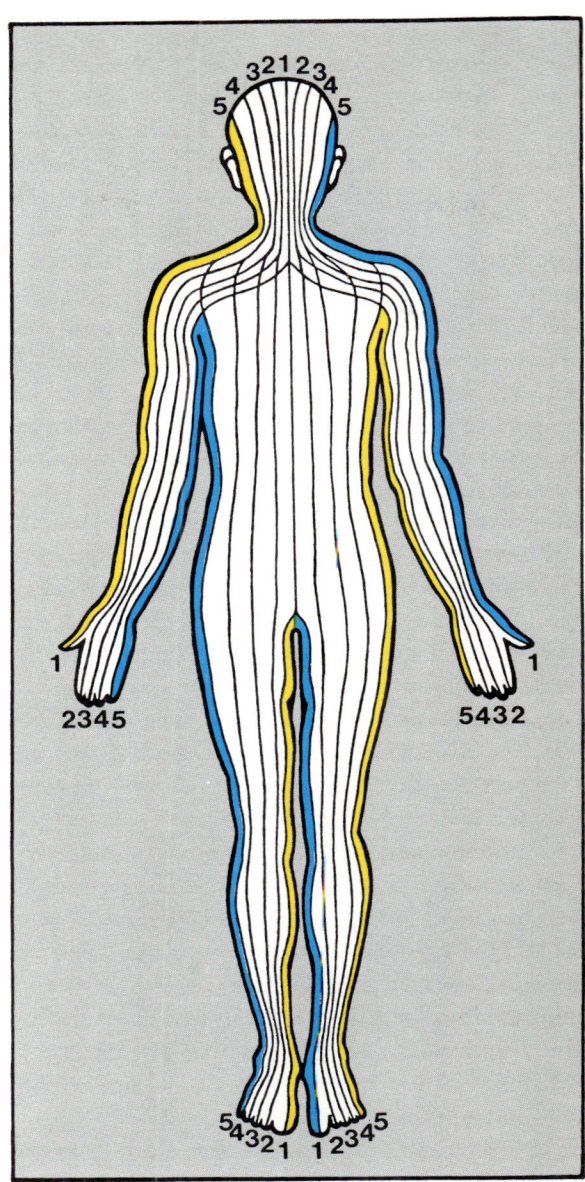

Abbildung 2

Körperzonen-Einteilung in zehn vertikal verlaufende Zonen, nach Dr. med. W. Fitzgerald. Jede Zone beginnt und endet in einem Finger und einer Zehe und korrespondiert dabei mit einer Gruppe Reflexzonen auf der gleichen Körperseite.

Er erkannte, daß sogar zwischen entsprechenden Körperzonen und Projektionsfeldern im Gehirn signifikante Zusammenhänge mit dem Unterbewußtsein bestehen. Zusammenfassend ergibt sich hieraus die wichtige Erkenntnis, daß durch Reflexeinwirkung bei einem im Feld gelegenen erkrankten Organ eine Heilung herbeigeführt werden kann.

Die Reflex-Heilmassage

Die Reflex-Heilmassage am Fuß ist eine Form der Meridiantherapie, ähnlich wie die chinesische Akupressur. Ursprünglich stammt auch sie aus China. Nur wird sie dort anders gehandhabt als in Europa, wie ich bei meinem Studienaufenthalt in China gesehen habe. Durch gut überlegte, planmäßige Reflexmassagen schmerzender Zonen am Fuß kann man die körperliche und geistige Konstitution verbessern und wirkungsvoll auf die einzelnen Organzustände Einfluß ausüben. Es besteht also eine nachweisbare energetische Wechselbeziehung zwischen den Projektionsfeldern im Gehirn, in den Organen, den Reflexbahnen und den Reflexzonen am Fuß.

Naturheiler erkannten schon viel früher diese biodynamischen Zusammenhänge und die Möglichkeit einer organfremden Beeinflussung von den Füßen aus. Mit Waldlaufen, Tautreten, Wechselfußbädern usw. förderten sie die Fußpflege. Denn Fußwärme und Fußgesundheit war und ist erste Voraussetzung für eine normale gesunde Existenz des Menschen.

Eunice D. Ingham in Amerika, Hanne Marquardt in Deutschland und Hedi Masafret in der Schweiz haben die Fuß-Reflexzonentherapie in das Blickfeld therapeutischen Handelns gerückt. Pfarrer Sebastian Kneipp (1882–1897) ist namentlich mit den Fußkuren weltweit verbunden. Er sagt: „Das Barfußgehen im Tau ist wie ein Zugpflaster, welches alle schlechten Stoffe (Stoffwechselschlacken) nach unten zieht und dort ausleitet." In der Tat, wie gut das Tautreten in der Morgenfrische wirkt, weiß jeder, der es einmal praktisch erprobt hat. Es aktiviert den Blutkreislauf und erwärmt im nachhinein den ganzen Körper. Ja, Wärme vermittelt eine normale Blutfülle und damit eine optimale Gewebsversorgung mit Sauerstoff. Sie sorgt für den geregelten Abtransport der Schlacken aus dem Körper. „Ewig kalte Füße" dagegen, ebenso Durchblutungsstörungen in den Beinen, Fußbrennen, Beingeschwüre, Fußdeformitäten usw. sind häufig der Lohn für mangelnde Fußpflege und schlechtes Schuhwerk. Abhilfe schafft die Reflex-Heilmassage am Fuß. Sie stimuliert den subtilen Energiestrom im ganzen Körper. Sie regt die Durchblutung aller Organe an und erhöht damit die Arbeitslust und Freude am Leben. Regelmäßige Reflexzonenmassagen sind somit ein wesentlicher Bestandteil der Gesundheitspflege und Krankheitsverhütung.

Die Fuß-Reflexzonen

Nach den spektakulären Erfolgen in der modernen Biologie und Molekularbiologie, weiß man heute, daß jede einzelne Zelle eines Lebewesens die Information für alle Organe enthält. Aus der Zelle, die zusammen mit vielen anderen Zellverbänden einen Fuß bildet, hätte genausogut ein Auge entstehen können. Ein Selektionsmechanismus, dessen Ursprung und Wirkungsweise der Naturwissenschaft noch ein Rätsel ist, stellt sicher, daß alle Gen-Informationen, die nicht zur Entwicklung des Fußes beitragen, abgeschaltet werden.

Mit einiger Sicherheit kann man die Hypothese annehmen, daß jede lebende Zelle nach dem Hologrammprinzip eingeordnet wird. Anlaß zu dieser Annahme war vor allem die Tatsache, daß sie mit einigen neueren naturwissenschaftlichen Entdeckungen in überraschendem Einklang steht, wobei jeder Teil eines Hologramms – einer „Informationseinheit" – zugleich das Ganze enthält.

Das ist das eigentliche „Wunder" dieser Entdeckung, für die Professor Denis Gabor 1971 den Nobelpreis erhielt.

Wer nun aber angesichts dieser Erkenntnis meint, die Naturwissenschaft sei dem Geheimnis des Lebens dicht auf der Spur, dem sei das Wort des Zoologen Otto Koehler entgegengehalten: „Wer sollte sich vermessen, je einen Lebensvorgang ganz verstanden zu haben? Je mehr wir wissen, um so ferner rückt das Ziel vollen Verständnisses." Es ist ebenso auch die Bilanz der Philosophie eines Immanuel Kant, wenn er es für anmaßend erklärt, „die organisierten Wesen und deren innere Möglichkeit nach bloß mechanischen Prinzipien der Natur zureichend kennenlernen oder gar erklären zu wollen."

Empirisch gesehen beruht auf dem Hologrammprinzip die Wirkungsweise einiger therapeutischer und diagnostischer Verfahren. Ich denke dabei an die Ohrakupunktur und an die Irisdiagnostik. Ebenso werden wir mit diesem Wissen an den Füßen konfrontiert, wobei jeder Teil des Körpers, jedes Organ zueinander energetisch in Verbindung steht.

Wenn wir uns den menschlichen Körper entsprechend den Organlagen monitorähnlich verkleinert am Fuß vorstellen, das heißt, auf die Fußsohle projizieren, erhalten wir zuerst einmal eine globale Haupt-Reflexzoneneinteilung, die sich in drei große Hauptzonen unterteilt. Die erste Zone entspricht der Kopfzone, Zone Nr. 2 dem Oberkörper, die dritte Zone dem Unterkörper (siehe Abbildung 3). Die Extremitäten, wie Arme und Beine, sind als Reflexzonen in diesem Schema nicht enthalten.

Lokalisation der Fuß-Reflexzonen

Nach der globalen Hauptzonen-Einteilung (Abbildung 3) erfolgt nun die differenzierte Unterteilung der drei Hauptzonen auf beiden Füßen, die zusammen immer als Ganzheit betrachtet werden müssen. Wenn auch die einzelnen Fuß-Reflexzonen in natura nicht immer scharf umgrenzt sind, gibt es doch für ihre Lokalisation genügend Beweise, die sich ebenfalls durch differenzierte Hautwiderstandsmessungen belegen lassen.

Die Kopf-, Hals- und Nacken-Reflexzonen befinden sich reflektorisch im Bereich der ersten Hauptzone (Abbildung 3). Sie haben zum Teil eine entgegengesetzte Reflexwirkung. In der zweiten Hauptzone lassen sich alle Fuß-Reflexzonen der Brust- und Oberbauchorgane lokalisieren. Die Bauch- und Beckenorgane sind reflektorisch im Fußwurzelbereich, der dritten Hauptzone, bis an die inneren und äußeren Fußknöchel lokalisierbar.

Alle Reflexzonen (Abbildungen 4, 5, 6, 7 und 8) korrespondieren mit den einzelnen Organen entsprechend ihrer Organlage. Die Fuß-Reflexzonen für Herz und Milz also nur links, für die Leber usw. rechts. Paarig angelegte Organe, wie die Nieren, haben auf beiden Fußsohlen ihre reflektorische Entsprechung.

In der Regel sprechen die Fuß-Reflexzonen immer schmerzhaft (druckdolent), bei leichtem bis mittelkräftigem Daumendruck, der Palpation, an, wenn sich eine Krankheitsbereitschaft ankündigt. Jeder Druckschmerz, der sich als Reflex äußert, z.B. das Anziehen des Beines, das unwillkürlich gesagte „Au", ist ein Hinweis dafür. Besonders bei chronischen Organerkrankungen liegt neben der unwillkürlichen Reflexbereitschaft noch eine Belastung vor, die sich durch Ablagerungen kennzeichnet. Diese Stoffwechselschlacken kann man in einzelnen Zonen reiskornähnlich verhärtet antreffen.

14

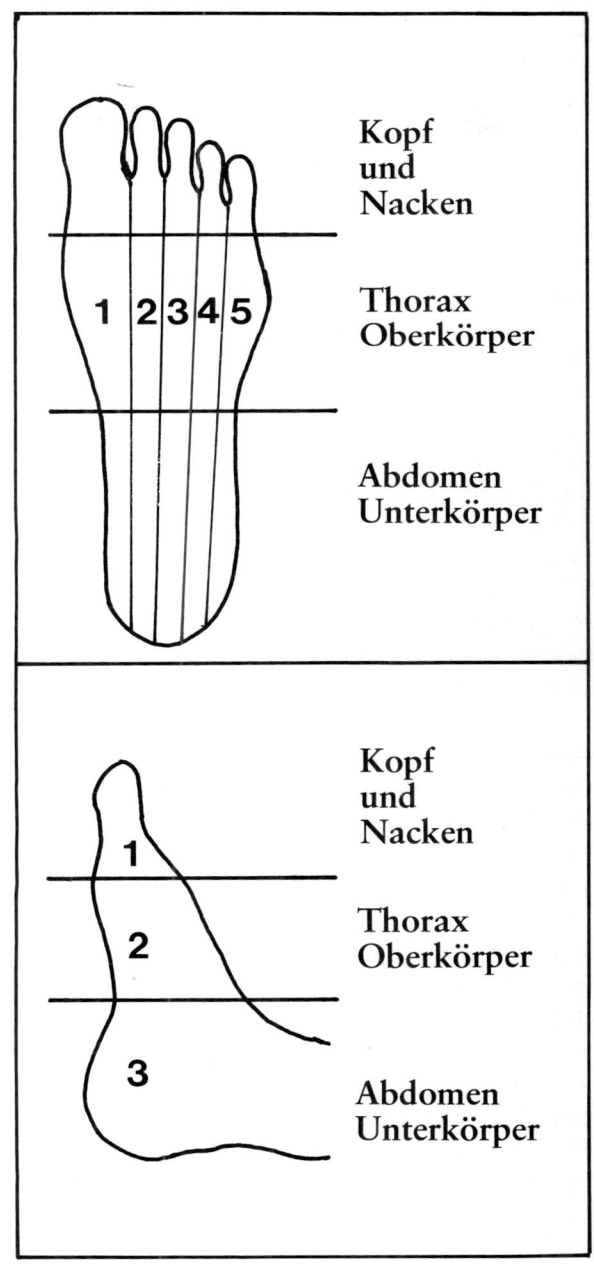

Abbildung 3

Verbrennungsprodukte, wie namentlich Harnsäure und Fett, sammeln sich bei Zirkulationsstörungen der Beine in den Fuß-Reflexzonen an und werden vielfach abgelagert. Geschieht dies hinsichtlich der Harnsäure ebenso in den Gelenken, so spricht man von der Gicht – geschieht es in den Muskeln und an den Bändern, so nennt man es Rheumatismus.

Liegt nun aber eine Belastung in und an den Nerven und im Unterhautzellgewebe vor, haben wir das Krankheitsbild der Acidosis (Versäuerung) gekennzeichnet. Die Beschwerden äußern sich durch Neuralgien und machen sich auch in den einzelnen Fuß-Reflexzonen druckdolent bemerkbar. Auch bei psychosomatischen Erkrankungen, wie der vegetativen Dystonie, wird man an den Füßen schmerzhafte Nervenpunkte antreffen.

Reflexzonen-Schlüssel – Abbildung 4
Reflexzone

1	Scheitel, Stirn-, Kieferhöhlen
2	Groß-, Mittel-, Kleinhirn, Hirnstamm, Hypophyse (Limbisches System)
3	Hals, Nacken, obere Lymphwege
4	Augen
5	Nebenschilddrüse
6	Thymusdrüse
7	Schilddrüse, Hals
8	Ohren, Eustachische Röhre
9	Schulter, Lymphknoten Achsel
10	Lunge, Bronchien
11	Sonnengeflecht, Zwerchfell
12	Leber, Gallenblase
13	Magen, Bauchspeicheldrüse
14	Niere, Nebenniere
15	Querdarm
16	Blase, Harnleiter
17	Dünndarm
18	Bauhin'sche Klappe
19	Blinddarm, Wurmfortsatz
20	Aufsteigender Dickdarm
21	Knie
22	Ischias
23	Kreuzbein
24	Kleines Becken, Steißbein
25	Becken, Gesäßmuskulatur

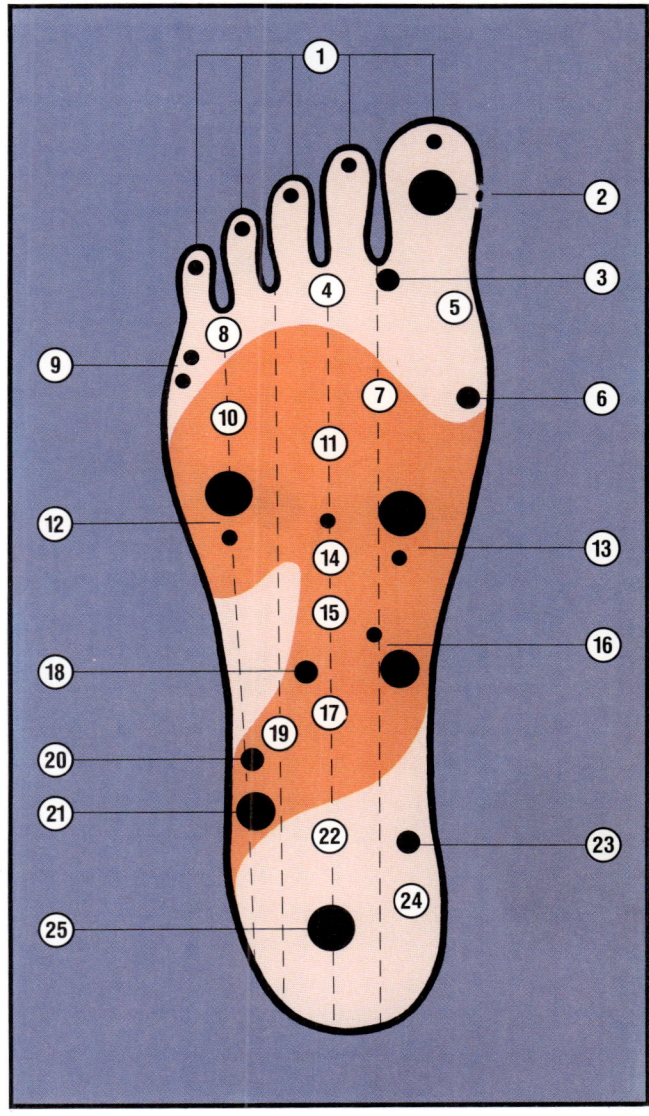

Abbildung 4

Die Reflexzonen in der ersten Hauptzone haben zum Teil eine entgegengesetzte Reflexwirkung, wie z.B.: Fuß-Reflexzone Auge (4) rechts – anatomisch linkes Auge.

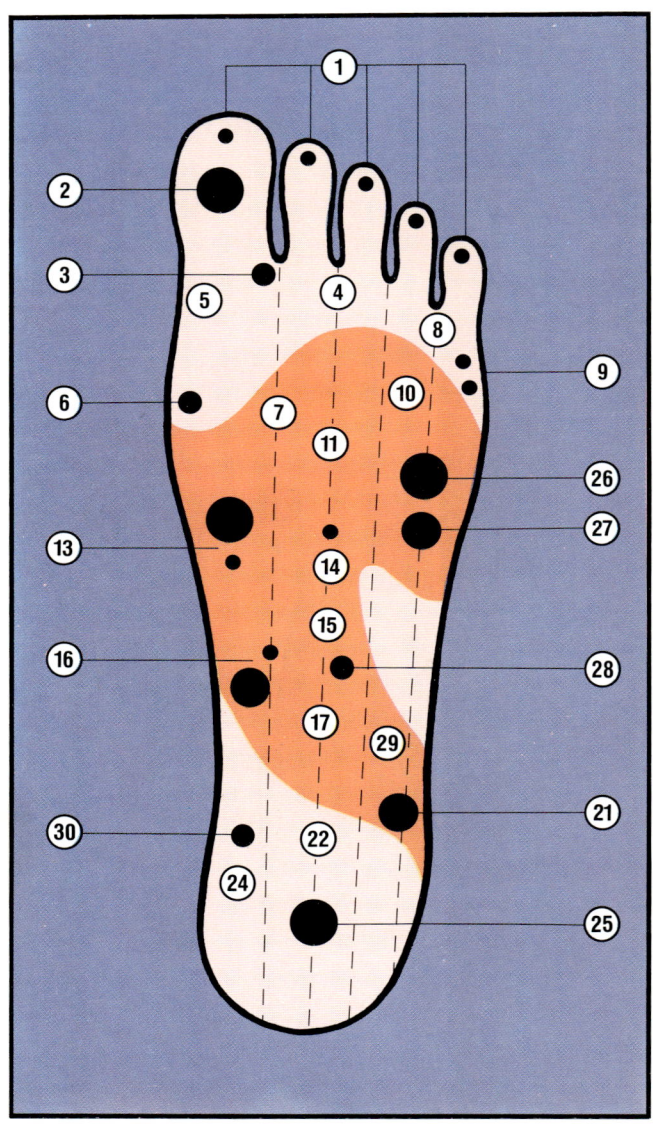

Abbildung 5

Die Reflexzonen in der ersten Hauptzone haben zum Teil eine entgegengesetzte Reflexwirkung, wie z.B.: Fuß-Reflexzone Ohr (8) links – anatomisch rechtes Ohr.

Reflexzonen-Schlüssel – Abbildung 5

Reflexzone

1	Scheitel, Stirn-, Kieferhöhlen
2	Groß-, Mittel-, Kleinhirn, Hirnstamm, Hypophyse (Limbisches System)
3	Hals, Nacken, obere Lymphwege
4	Augen
5	Nebenschilddrüse
6	Thymusdrüse
7	Schilddrüse, Hals
8	Ohren, Eustachische Röhre
9	Schulter, Lymphknoten Achsel
10	Lunge, Bronchien
11	Sonnengeflecht, Zwerchfell
13	Magen, Bauchspeicheldrüse
14	Niere, Nebenniere
15	Querdarm
16	Blase, Harnleiter
17	Dünndarm
21	Knie
22	Ischias
24	Kleines Becken, Steißbein
25	Becken, Gesäßmuskulatur
26	Herz
27	Milz
28	Absteigender Dickdarm
29	Mastdarm
30	Darmausgang, Kreuzbein

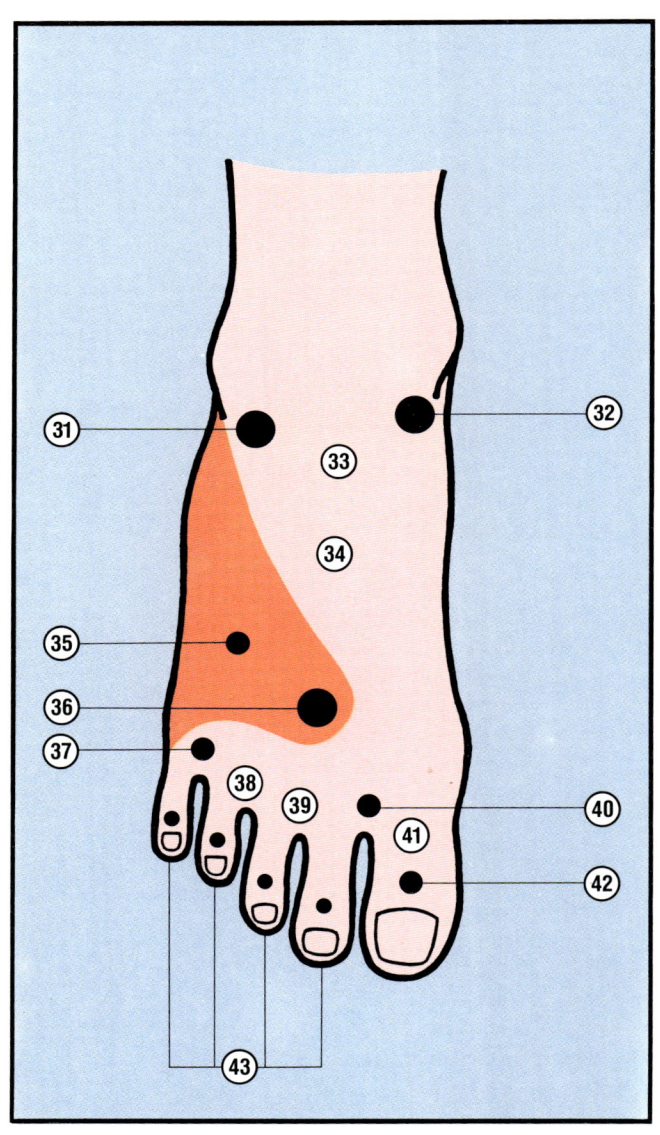

Abbildung 6

Reflexzonen-Schlüssel – Abbildung 6

Reflexzone

31	Lymphdrüsen Oberkörper
32	Lymphdrüsen Unterkörper
33	Leistenkanal
34	Zwerchfell, Magengrube, Bauchdecke
35	Gallenblase
36	Brust, Rippenfell, Rippen
37	Gleichgewicht, Eustachische Röhre
38	Lymphdrüsen Nacken, Schulter
39	Lymphdrüsen Kopf, Hals
40	Lymphdrüsen Kopf, Nase, Hals, Rachen, Kehlkopf, Luftröhre
41	Mandeln
42	Unter-, Oberkiefer
43	Zähne

Topographische Lage der Fuß-Reflexzonen
Fußinnenseite

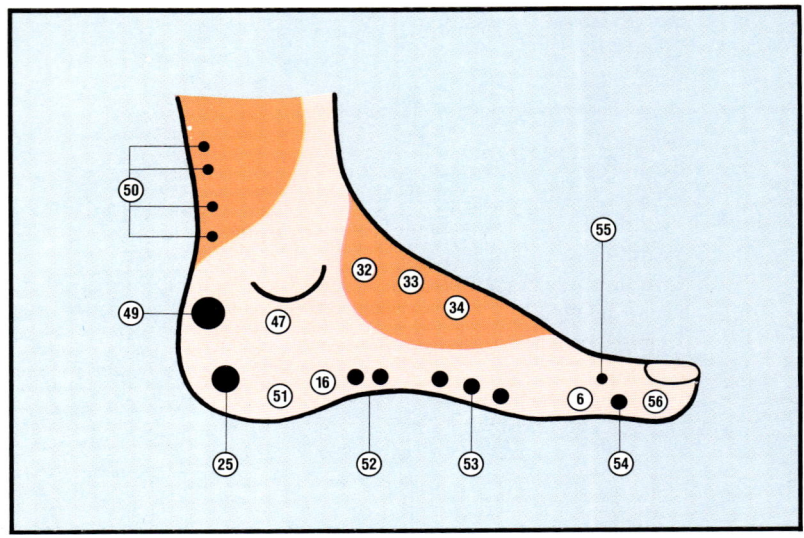

Abbildung 7

Reflexzonen-Schlüssel – Abbildung 7

Reflexzone
6	Thymusdrüse
16	Blase, Harnleiter
25	Becken, Gesäßmuskulatur
32	Lymphdrüsen Unterkörper
33	Leistenkanal
34	Zwerchfell, Magengrube, Bauchdecke
47	Hüftgelenk
49	Genital, Hoden, Prostata, Uterus, Ovarien
50	Unterleib, Ischias
51	Steißbein
52	Lendenwirbelsäule
53	Brustwirbelsäule
54	Halswirbelsäule
55	Kieferhöhle, Nase, Kehlkopf, Luftröhre, Speiseröhre, Nebenschilddrüsen
56	Schädelbasis, Schädelgrube, Siebbein

Topographische Lage der Fuß-Reflexzonen
Fußaußenseite

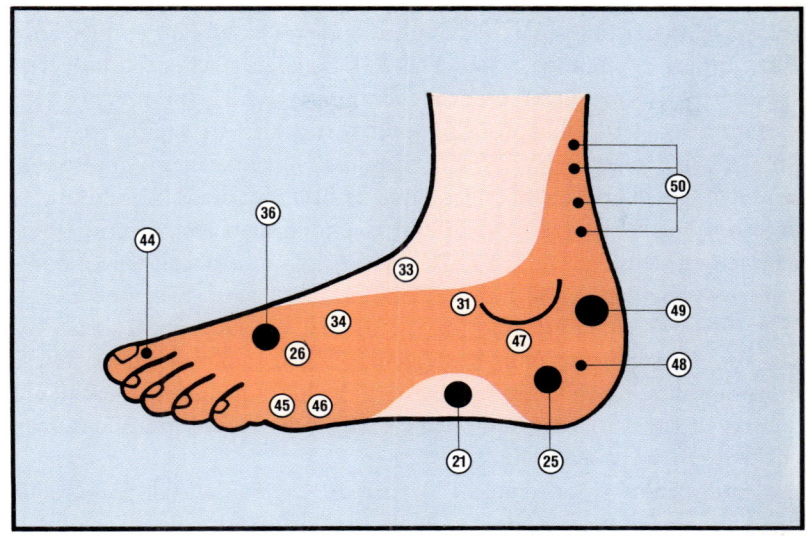

Abbildung 8

Reflexzonen-Schlüssel – Abbildung 8

Reflexzone
21	Knie
25	Becken, Gesäßmuskulatur
26	Herz
31	Lymphdrüsen Oberkörper
33	Leistenkanal
34	Zwerchfell, Magengrube, Bauchdecke
36	Brust, Rippenfell, Rippen
44	Trigeminus, Schläfe
45	Halsmuskulatur, Ohr
46	Schultergelenk
47	Hüftgelenk
48	Meisterpunkt aller Schmerzen
49	Genital, Hoden, Prostata, Uterus, Ovarien
50	Unterleib, Ischias

Das Prinzip der Schmerzbefreiung

Die Schmerzempfindung geht von den „freien" Nervenenden aus, die zahlreich an der Fußsohle in Schlingen und Schlaufen ausgebildet sind. Wird nun der Schmerz in den Fuß-Reflexzonen stechend lokalisiert, spricht man von einem Oberflächenschmerz. Ein dumpfer Tiefenschmerz, der sich nicht sofort bemerkbar macht, wird meistens reflektorisch von den inneren Organen ausgelöst. Beide Schmerzimpulse verlaufen über den großen Beinnerv, dem nervus ischiadicus (Abbildung 9), der vom Hüftnervengeflecht (plexus sacralis), den Kreuz- und Steißbeinnerven gebildet wird, zum Großhirn, wo erst der Schmerz empfunden wird. Durch die Fuß-Reflexzonenreize wird anschließend im Großhirn, im Thalamus und im Stammhirn, ein Gegenreiz ausgelöst, der zur Ausschüttung von hirneigenen Narkosemitteln führt. Diese morphiumähnlichen Substanzen, Endorphine genannt, blockieren dann die Rezeptoren an den freien Nervenenden, wobei die Schmerzen vorübergehend abklingen.

Die Endorphine (biochemische Aminosäuren) bauen sich jedoch allmählich wieder ab, in gleichem Maße steigt der Schmerz an. Deshalb sollte die Behandlung über eine längere Zeit erfolgen, bis zur Schmerzfreiheit und Ausheilung der Krankheit.

24

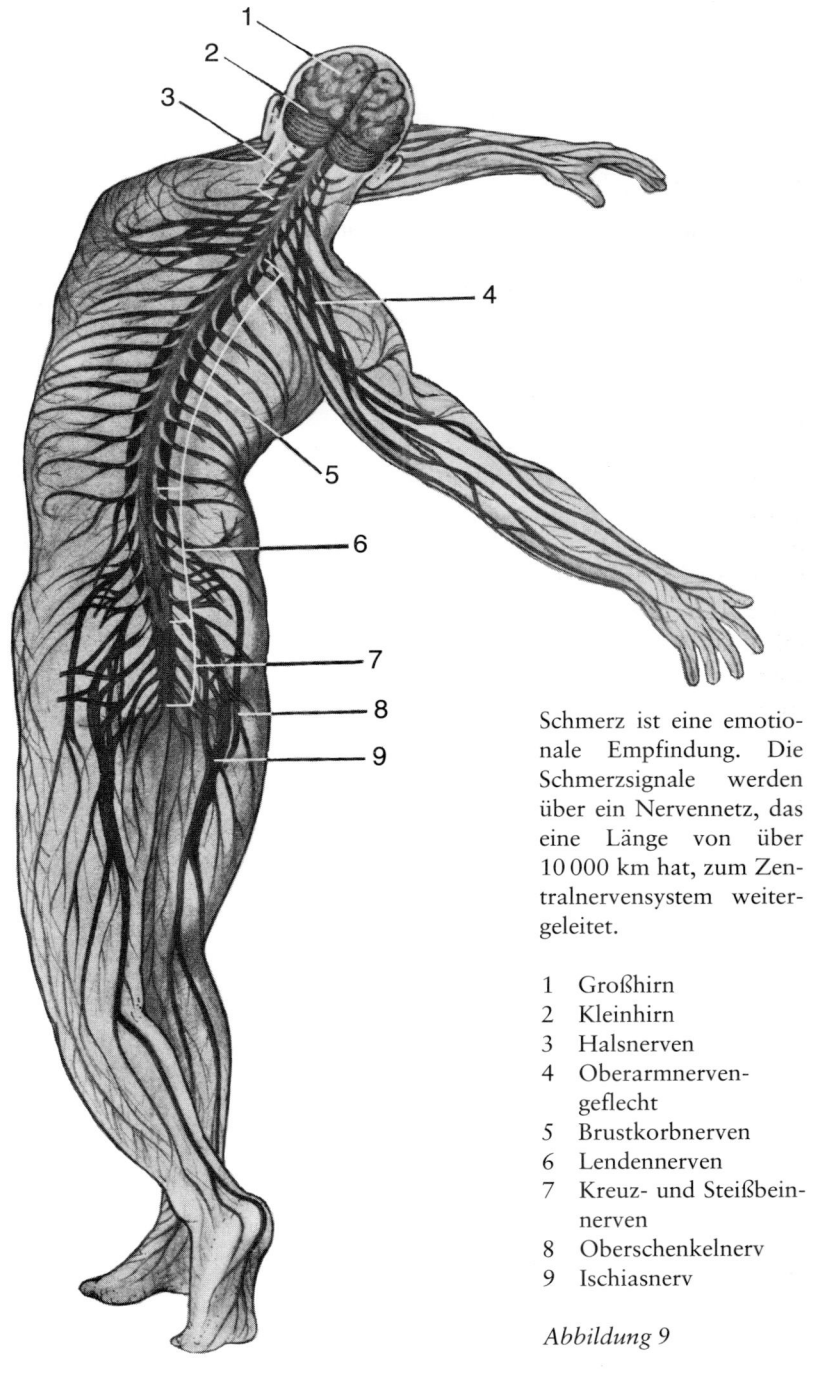

Schmerz ist eine emotionale Empfindung. Die Schmerzsignale werden über ein Nervennetz, das eine Länge von über 10 000 km hat, zum Zentralnervensystem weitergeleitet.

1 Großhirn
2 Kleinhirn
3 Halsnerven
4 Oberarmnerven-
   geflecht
5 Brustkorbnerven
6 Lendennerven
7 Kreuz- und Steißbein-
   nerven
8 Oberschenkelnerv
9 Ischiasnerv

Abbildung 9

Behandlung der Fuß-Reflexzonen

Die Reflex-Heilmassage am Fuß richtet sich im allgemeinen nach der Schwere der Erkrankung und der zu beobachtenden Heilungstendenz. Das würde in praxi ergeben, daß bei einem primär erkrankten Organ ca. 15 Reflex-Heilmassagen notwendig sind, wobei die Dauer der einzelnen Behandlung ca. eine halbe bis dreiviertel Stunde für beide Füße beträgt. Bei chronischen Erkrankungen empfehle ich, nach einer Behandlungsserie 14 Tage zu pausieren und anschließend die Therapie in Intervallen fortzusetzen, bis sich der Gesundheitszustand auffallend gebessert hat.

Die Druck-Behandlungstechnik ergibt sich aus dem individuellen Krankheitsbild. Akute Schmerzzustände, wie z. B. Kopfschmerzen, werden von den Fuß-Reflexzonen aus sedierend behandelt, d. h. betont ruhig und gleichmäßig, wobei eine schmerzlindernde und krampflösende Wirkung erzielt wird. Bei Lähmungserscheinungen (Parese), um auch ein extremes Beispiel anzuführen, ebenso bei apathischen Personen, wird eher eine leicht anregende (tonisierende) Behandlung den gewünschten Erfolg herbeiführen. In jedem Fall gilt für alle Erkrankungs- oder Beschwerdebilder die Arndt-Schulz-Regel, wobei schwache Reize die Lebenstätigkeit anregen, mittlere sie fördern, starke hemmen und stärkste Reize sie blockieren.

In manchen Fällen stellt sich anfangs nur eine vorübergehende Schmerzerleichterung ein, da der Schmerz als „Alarmsignal" seine Funktion erfüllt hat. Doch es ist unbedingt notwendig, die Behandlung fortzusetzen, bis das gewünschte Ergebnis, die Heilung selbst, erzielt ist. Denn selten ist nur ein Organ betroffen; im allgemeinen ist der ganze Körper in Mitleidenschaft gezogen, und so braucht es eine gewisse Zeit, bis sich der Gesamtzustand stabilisiert hat.

Für die Beeinflussung der schmerzhaften Fuß-Reflexzonen hat sich die Daumen-Druckmassage bewährt, wobei die Spitze des Daumens auf der druckdolenten Reflexzone unter Druck rotierende Bewegungen ausführt – tonisierend oder sedierend. Ein geringer Schmerz ist bei dieser Anwendung meist nicht zu vermeiden, mitunter sogar erwünscht. Denn „Schmerz durch Schmerz" zu bekämpfen ist eine alte Regel in der Reflex-Heilmassage. Auf keinen Fall sollte bei dieser Anwendung die „Schmerzschwelle" überschritten werden. So muß der Druckschmerz abklingen, wenn der Daumen von der gereizten Zone abgehoben wird.

Hilfsmittel zur Behandlung der Fuß-Reflexzonen, wie Massagestäbe aus Holz oder Metall, sind für den Anfänger nicht statthaft, weil sie die Sensibilität zur Ermittlung der Zonen und der Druckstärke nicht fördern. Auch kann keine „Kraftübertragung" erfolgen, die des „animalischen Magnetismus" (anima = Seele), die bei allen manuellen Heilbehandlungen übertragen wird. Diesen Heilmagnetismus besitzt jedermann, schwächer oder stärker ausgeprägt. Die Kraft selber ist eine Art von „Bio-Energie", die sich heute mit der Kirlian-Hochspannungsfotografie nachweisen läßt.

Ich selbst habe sehr oft bei älteren Menschen festgestellt, wie stark sich mein Heilmagnetismus auf den Patienten auswirkt. Öfters verspürte ich schon während der Behandlung starke Schmerzen in den Händen und Armen, wobei sich zugleich auch eine Müdigkeit bemerkbar machte. Der Patient dagegen wurde während der Reflex-Heilmassage immer munterer. Hier fand, ähnlich wie bei einer Transfusion, ein starker Kraftaustausch statt, der sich unter Umständen negativ auf den Behandler auswirkt. Bei solchen auftretenden Phänomenen empfehle ich, schon während der Behandlung die Hände öfters auszuschütteln und sie ebensooft unter fließendem Wasser ableiten zu lassen, damit die kranke feinstoffliche Energie nicht auf den gesunden Körper überwechseln kann.

Die Eigenmassage

Wenn man sich selbst behandeln möchte, ist es ratsam, eine lockere und bequeme Körperhaltung einzunehmen. Je nach Flexibilität kann man im Schneidersitz auf dem Boden oder im Sitzen, indem man den zu behandelnden Fuß auf dem Oberschenkel ruhen läßt, die entsprechenden Fuß-Reflexzonen massieren. Grundsätzlich erstreckt sich dabei die Behandlung wechselseitig auf beide Füße, wobei die Ausführung der Massage in Fuß-Reflexzonengruppen geordnet durchgeführt wird. In bezug auf die Dauer der Eigenbehandlung läßt man sich mehr vom Instinkt leiten. Sie kann ganz individuell gestaltet werden. Auf keinen Fall sollte man sich hierbei verkrampfen. So empfiehlt es sich, ab und zu eine kleine Pause einzulegen, sich zu entspannen, ähnlich wie beim Autogenen Training oder beim Yoga, indem man die „Totenstellung" einnimmt.

Alleinstehende ältere Personen können auch Hilfsmittel, wie Rollbretter, die im Handel erhältlich sind, benutzen. Außerdem haben sich für die behelfsmäßige Eigenmassage Golfbälle bewährt, die man in einen Behälter mit warmem Wasser legt, worauf stehend oder sitzend die Füße abwechselnd massiert werden. Diese Sonderformen der Reflex-Heilmassage am Fuß fördern die Durchblutung der unteren Extremitäten, regen die Blut- und Lymphzirkulation an und wirken sich allgemein vitalisierend auf den gesamten Organismus aus. Sie lassen sich aber mit einer gezielten Reflex-Heilmassage, bei der nur einzelne Zonen behandelt werden, nicht vergleichen.

Die Partnermassage

Erst bei der Partnerbehandlung kommt die Technik der Reflex-Heilmassage am Fuß voll zum Ausdruck. Hier zeigt sich die Virtuosität, die Vielfalt der Möglichkeiten, wie man diese Naturheilmethode gezielt therapeutisch einsetzen kann.

Indem sich zwei Personen gegenübersitzen, beginnt die Lokalisation der Fuß-Reflexzonen am linken Fuß, der auf dem rechten Oberschenkel des Behandelnden abgelegt wird. Der Reihenfolge nach, siehe Abbildungen 4, 5, 6, 7 und 8 werden nun die einzelnen Fuß-Reflexzonen mit einem leichten Daumendruck abgetastet, wobei die rechte Hand zugleich den Fuß am Fußrücken umfassend unterstützt und festhält. Anschließend erfolgt die Untersuchung des rechten Fußes, auf dem linken Oberschenkel, mit der rechten Hand. Druckempfindliche Fuß-Zonen, die einen Reflex auslösen und somit auf eine Belastung des Organs, der Reflexbahn usw., hindeuten, werden nach der korrekten Untersuchung, aus der sich die „Diagnose" ergibt, gezielt behandelt, bis der Druckschmerz nachläßt. Anfänglich dauert die Reflex-Heilmassage nicht mehr als 30 Minuten für beide Füße. Um den Fuß bei der Massage gleitfähiger zu machen, benutzt man hierfür ganz sparsam eine Arnika-Fußcreme oder Johannisöl.

In der gleichen Weise läßt sich die Partnermassage im Liegen (Abbildung 10) auf einer Massageliege ausführen. Man kann sich auch behelfen, indem man zwei Tische zusammenstellt und eine gepolsterte Unterlage darüber legt. Wichtig ist die richtige Liegehöhe; sie erleichtert erheblich die Reflex-Heilmassage am Fuß.

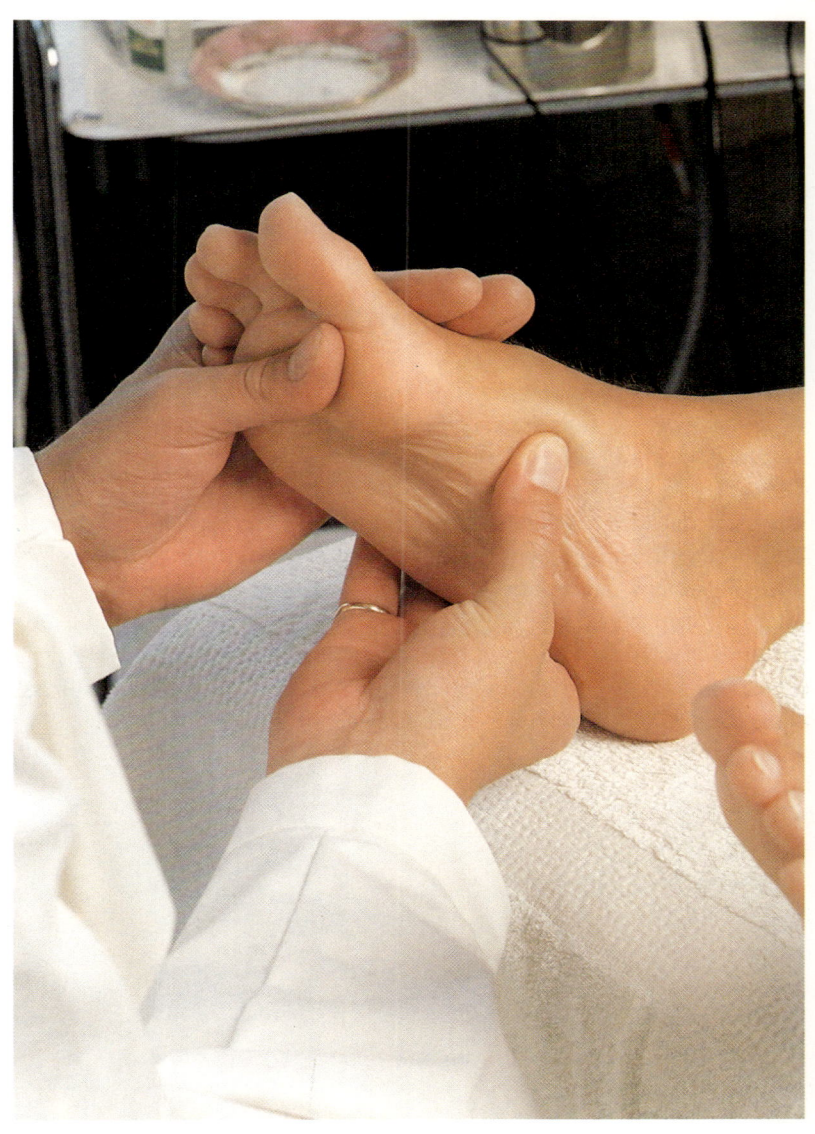

Abbildung 10

Diese Darstellung zeigt die Beeinflussung der Brustwirbel-Reflexzone bei der Partnermassage, wobei die richtige Arbeitshöhe die Reflex-Heilmassage am Fuß erheblich erleichtert.

Die Grifftechnik

Bei der geschulten Anwendung der Reflex-Heilmassage am Fuß wird eine gezielte Grifftechnik die Massage der druckempfindlichen Fuß-Reflexzonen erheblich erleichtern und zum gewünschten Erfolg der Behandlung beitragen. In der Regel werden hierbei einzelne Fuß-Reflexzonen auf beiden Füßen lokal behandelt, wobei der Daumen in gleichmäßigen Intervallen eine punktförmige Reflexmassage ausführt. Vorwiegend bei Organstörungen, die auf eine Unterfunktion ihrer Tätigkeit hinweisen, sollte der Reflex-Reizgriff zur Anwendung gebracht werden.

In umgekehrter Weise wird eher eine sanfte, kreisförmige Daumendruckmassage bei pulsierenden und bohrenden Schmerzzuständen angezeigt sein, da in diesen Fällen eine Energiezerstreuung den Schmerz lindert.

Lymphstauungen reagieren dagegen besser auf den Reflex-Streichgriff, der in gleichförmigen Strichen auf der Fuß-Oberseite von den Zehen zum Fußgelenk ausgeführt wird. Oft läßt sich der Heilerfolg noch steigern, wenn die Lymphbahnen vom Fuß bis zur Leiste hinauf mitbehandelt werden. Die nachfolgenden Abbildungen 11 und 12 veranschaulichen die einfachen Anwendungsweisen der Reflex-Heilmassage, die von jedermann durch Übung erlernt werden kann.

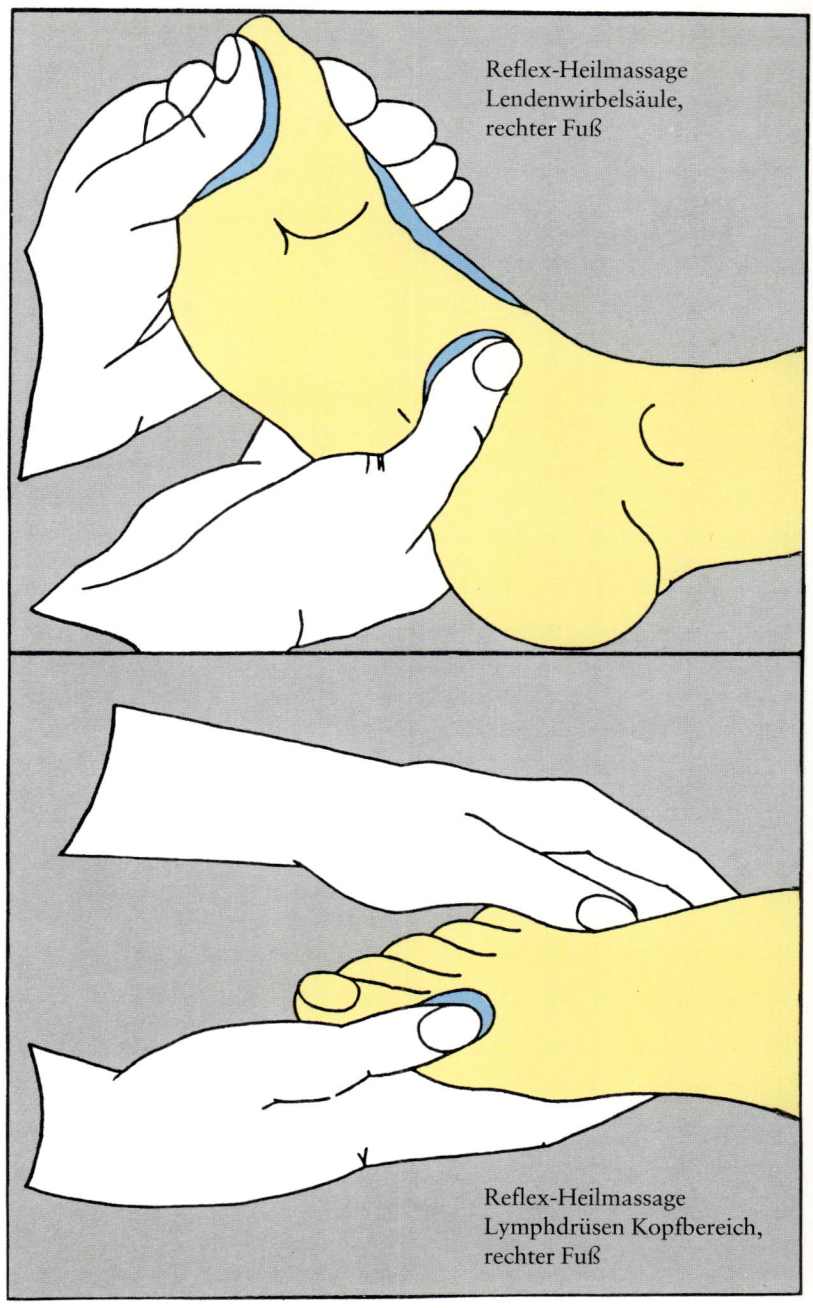

Reflex-Heilmassage
Lendenwirbelsäule,
rechter Fuß

Reflex-Heilmassage
Lymphdrüsen Kopfbereich,
rechter Fuß

Abbildung 11

31

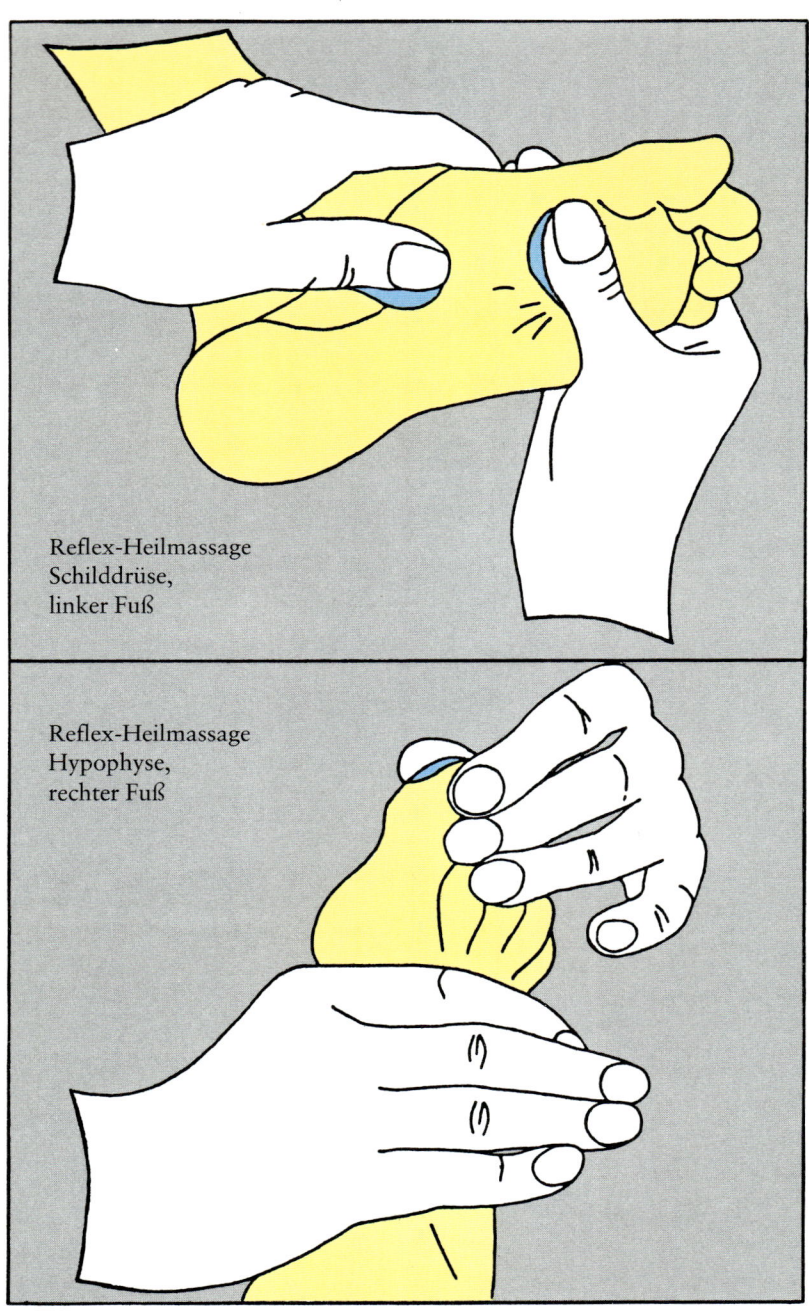

Reflex-Heilmassage
Schilddrüse,
linker Fuß

Reflex-Heilmassage
Hypophyse,
rechter Fuß

Abbildung 12

32

Psychozon-Therapie zur Eigen- und Partnermassage

Auch die moderne Elektronik macht nicht halt bei der Reflex-Heilmassage am Fuß. Zum problemlosen Auffinden und Behandeln der beschriebenen Reflexzonen am Fuß wurde vom Forschungsförderungsfond der Wirtschaft in Österreich ein „ACUPRESS-Gerät" entwickelt, das dem Anfänger und dem routinierten Praktiker bei der Reflex-Heilmassage am Fuß wertvolle Dienste leisten kann. Der Vibrationsstab „ACUPRESS" (Abbildung 13) wurde hierfür ausgestattet mit einem integrierten elektronischen Meßverstärker, der die Leitfähigkeit der Fuß-Reflexzonen mißt und beim Auffinden des Reflexzonenzentrums automatisch eine Vibration einschaltet. Die Vibrationsfrequenz ermöglicht dem Anwender, sei es bei der Eigen- oder Partnermassage, eine differenzierte und gleichförmige Behandlung einzelner Zonengruppen am Fuß.

Besonders bei der Psychozon-Therapie, einer Sonderform der Reflex-Heilmassage am Fuß (Abbildung 14), wird eine gleichförmige Vibrationsmassage den Energiefluß anregen und verstärken. Dies hat zur Folge, daß die Reflexbahnen sozusagen „gereinigt" und in ihrer Funktion im positiven Sinne gefördert werden. Bei psychischen Erkrankungen, auch bei Sucht- und Drogenabhängigkeit, werden durch die Psychozon-Massage am Fuß körpereigene Kräfte freigelegt, die es den betroffenen Menschen ermöglichen, den Willen zu stärken und durchzusetzen. Zudem wird durch diese Tiefen-Stimulation die Ausscheidung von Gift- und Schadstoffen gesteigert und die Blutzirkulation im gesamten Organismus entscheidend verbessert.

Durch eine öfters wiederholte Behandlung der abgebildeten Reflexzonen erlangt ein psychisch labiler Mensch nach und nach wieder sein natürliches und harmonisches Fließgleichgewicht.

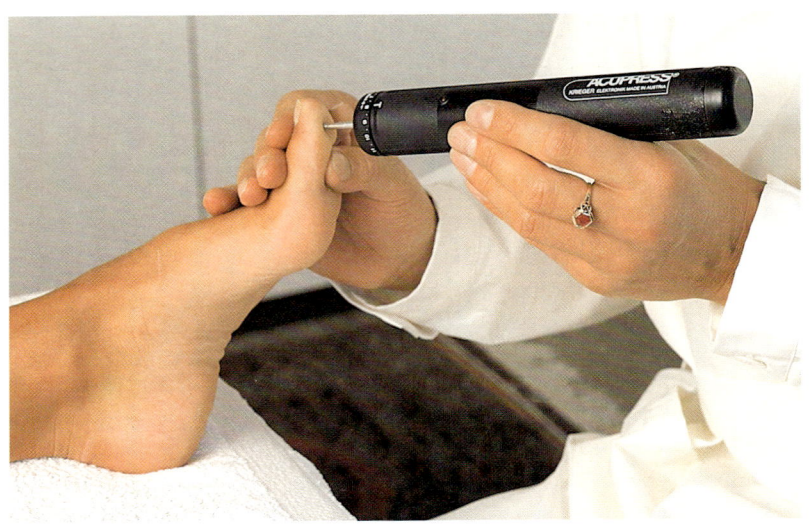

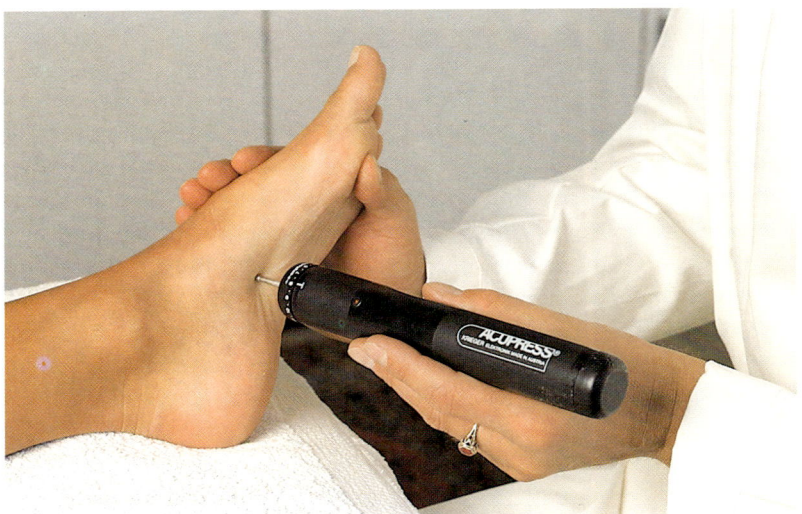

Abbildung 13

Der Vibrationsstab „ACUPRESS" vereinfacht die Reflexzonen-Arbeit besonders bei der Psychozon-Massage.

Oben: Lokalisation und Behandlung des Reflexes zur Hypophyse.
Unten: Lokalisation und Behandlung des Reflexes zur Lendenwirbelsäule.

Psychozon-Massage

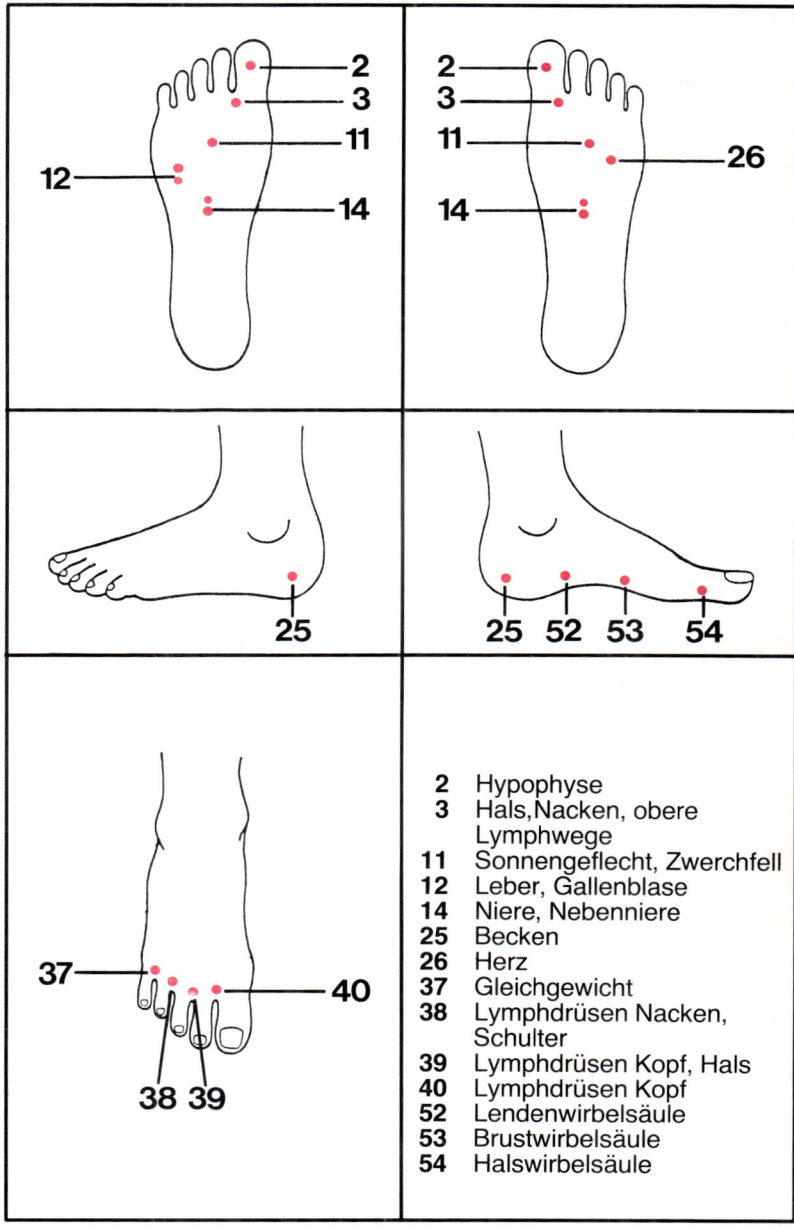

2	Hypophyse
3	Hals,Nacken, obere Lymphwege
11	Sonnengeflecht, Zwerchfell
12	Leber, Gallenblase
14	Niere, Nebenniere
25	Becken
26	Herz
37	Gleichgewicht
38	Lymphdrüsen Nacken, Schulter
39	Lymphdrüsen Kopf, Hals
40	Lymphdrüsen Kopf
52	Lendenwirbelsäule
53	Brustwirbelsäule
54	Halswirbelsäule

Abbildung 14

Ratschläge zur praktischen Anwendung

Geduld üben ist eine Tugend, die man bei der Reflex-Heilmassage am Fuß wieder erlernen muß, besonders dann, wenn es darum geht, das gestörte innere Fließgleichgewicht wieder zu harmonisieren. Dafür braucht der geschädigte Organismus Zeit und den persönlichen Einsatz, der für alle medizinischen Erfolge, die so oft an das Wunderbare grenzen, notwendig ist. Vor jede therapeutische Anwendung haben die Götter die Diagnose gestellt. Dieser Satz kommt aus der Schulmedizin und hat selbstverständlich auch seine Gültigkeit bei Ihrer Selbsthilfe. Denn es geht Ihnen ja darum, das Übel an der Wurzel zu packen und nicht eine symptomatische Schmerzbekämpfung durchzuführen. Somit ist es wichtig, daß Sie Ihre Beschwerden beobachten, kennenlernen, und darauf hin gezielt die entsprechenden Schmerzzonen am Fuß korrekt behandeln. Nehmen Sie sich genügend Zeit für Ihre Selbstbehandlung. Nur eine vom therapeutischen Standpunkt aus gesehene exakte Behandlung über mehrere Tage und Wochen wird den erwünschten Erfolg Ihrer Reflexzonenmassage gewährleisten. Wichtig ist, daß Sie die beschriebenen Fuß-Reflexzonen richtig und ausdauernd behandeln. Für den Behandelnden ist es ebenso wichtig, seine Aufmerksamkeit neben der Reflexmassage auch auf den entsprechenden Teil des Körpers zu richten, der reflektorisch behandelt wird. Diese geistige Heilkonzentration auf den Partner unterstützt wesentlich die Heilung. Nach jeder Behandlung sollte anschließend eine halbstündige kontemplative Ruhepause erfolgen, damit der Körper ohne Umwelteinflüsse die subtilen Reflexzonenreize verarbeiten kann.

Die Eigen- oder Partnermassage sollte je nach Beschwerden oder Krankheiten öfter wiederholt werden, d. h. im Idealfall einmal täglich oder jeden zweiten Tag, bis sich der Gesundheitszustand auffallend gebessert hat.

Treten während der ersten Behandlungen Erstverschlimmerungen auf, bedeutet es in der Regel, daß man den „Arzt" im Körper wachgerufen hat. Es ist verständlich, daß bei älteren Leiden die Umstellung vom kranken auf den gesunden Zustand nicht immer reaktionslos erfolgen kann. Sogenannte Erstverschlimmerungen klingen meistens rasch wieder ab, wenn man durch eine kurze Behandlungsunterbrechung dem Organismus etwas Zeit gibt, sich auf diese Reiztherapie einzustellen, damit er die jahrelang angehäuften Stoffwechselschlacken und Körpergifte eliminieren und ausscheiden kann.

Von unschätzbarem Vorteil ist es, zugleich mit der Therapie auf eine ausgewogene biologische Ernährung entsprechend den Jahreszeiten zu achten. Denn nur eine reine und ausgewogene Nahrung wird den Körper reinhalten. Jedes Zuviel oder Zuwenig fördert die Krankheitsanfälligkeit. Gesunde Ernährung heißt, daß sie den Energiebedarf der Tagesleistung deckt. Sie muß alle wichtigen Nährstoffe in optimaler Menge und in ausgewogenem Verhältnis enthalten, und frei sein von schädlichen Stoffen und Umweltgiften, die den Körper belasten und ihm seine Energie rauben. Bei Stuhlbeschwerden z.B. sollte man durch eine ballastreiche Kost regulierend auf die Darmperistaltik einwirken. Alle Erkrankungen des rheumatischen Formenkreises fordern eine vermehrt basenreiche Zusammensetzung der Nahrungsmittel. Verboten sind auch Zitrusfrüchte und Steinobst, da sie Rheuma-Schübe fördern. Jede säureüberschüssige und denaturierte Nahrung führt früher oder später zu einer metabolischen Azidose, d.h. zu einer Übersäuerung und Verschlackung des Organismus. Die saure Stoffwechsellage reizt die Nerven, den Sympathicus, und erzeugt Verkrampfungen, die je nach Konstitution als Herzbeklemmungen, Kopfschmerz, Migräne, Gallen- und Nierenkoliken, Bluthochdruck usw. wahrgenommen werden.

Der durchbrochene Teufelskreis ernährungsbedingter (nutritiver) Erkrankungen wäre somit die ideale Basis für eine erfolgversprechende Reflex-Heilmassage am Fuß, um in einem gereinigten Körper neue Energien freizusetzen.

In der Tat, diesen Reinigungs- und Entschlackungsvorgang kann man zudem durch tägliches Trinken von magnetisiertem Wasser unterstützen. Diese einfache Anwendungsweise gilt besonders für die Personen, die an Stoffwechselerkrankungen und Nierenbeschwerden leiden. Generell bei allen Erkrankungen, bei denen eine richtige Entschlackung notwendig ist. So haben meine jahrelangen Untersuchungen und Experimente mir gezeigt, daß magnetisiertes Wasser, unter vernünftigen Bedingungen eingenommen, die Vitalität des Organismus steigern kann. Wissenschaftliche Untersuchungen ergaben zudem, daß magnetisiertes Wasser sowohl die vegetativ gesteuerten Stoffwechselvorgänge als auch die Schlackendepots des Bindegewebes beeinflussen kann. Das tägliche Trinken von ferro-magnetisiertem Wasser wird zu einem Heilfaktor, der an den inneren Grundlagen der Lebensvorgänge mitwirkt. Dieses Stoffwechselgeschehen wird verständlicher, wenn man weiß, daß 70 Prozent des menschlichen Körpers aus Wasser bestehen und daß dieser Flüssigkeitshaushalt binnen 14 Tagen völlig ausgetauscht wird.

Ebenso wie das Erdmagnetfeld als Reiz besonderer Art auf unseren Organismus einwirkt, ist auch ferro-magnetisiertes Wasser imstande, auf bestimmte Organe und Organ- und Gewebesysteme einzuwirken. Augenfällig wird dieser Prozeß, wenn man bis zu drei Monate lang täglich frisches magnetisiertes Wasser trinkt. Besonders Personen, die über eine unreine Haut klagen, werden eine spürbare Verbesserung wahrnehmen. Zudem verhilft magnetisiertes Wasser auch, Steingrieß aus dem Nierenbecken zu entfernen.

Da die Zubereitung und Anwendung von ferro-magnetisiertem Wasser keinen großen Arbeits- und Zeitaufwand erfordert und der Bedarf eines Erwachsenen an Wasser 1,5 Liter am Tag beträgt, empfehle ich für diese Anwendung ein mineralarmes Wasser zu verwenden, welches zu keiner Übermineralisierung führt. Am besten empfiehlt es sich, die Zubereitung abends auszuführen. Dazu stellt man eine Flasche Mineralwasser oder ein abgedecktes, mit Mineralwasser gefülltes Glas auf den im Handel erhältlichen Magnet-Wasseraufbereiter, so daß man jeden Morgen auf nüchternen Magen einen Viertelliter magnetisiertes Wasser trinken kann. Der Totalbedarf beträgt ca. 1 Liter täglich, eingenommen in vier gleichen Dosen. Diese Kur „Gesundheit trinken" sollte über eine längere Zeit, neben der Reflex-Heilmassage am Fuß durchgeführt werden, wobei das Wasser niemals im Kühlschrank aufbewahrt werden darf.

Reflex-Heilmassage
und ihr Einfluß auf die menschliche Organuhr

Wie schon erwähnt, wirkt die Reflex-Heilmassage am Fuß als Regulationstherapie auf den Energiehaushalt des Körpers ein. Sie aktiviert über die Reflexbahnen den Energiefluß und führt somit die Möglichkeit zur Heilung herbei. Warum so viele verschiedene Leiden erfolgreich mit dieser Methode behandelt werden, versteht man, wenn man weiß, daß ebensoviele verschiedene Krankheiten die gleiche Mitur1sache haben. Jedes Krankheitsgeschehen kann man als eine bioenergetische Fehlleistung des Organismus auffassen. Es sind energiearme kranke Zellen, die zu einer verminderten Abwehrfunktion beitragen. Die Reflex-Heilmassage am Fuß hat daher die Aufgabe, eine normal funktionierende Abwehranlage durch Beseitigung der bioenergetischen „Blockaden" wiederherzustellen. Solange dieses Grundprinzip mißverstanden wird, bleibt jede Krankheitsbehandlung Stückwerk – und solange bleibt es bei einer Verwechslung von Ursache und Mechanismus einer Krankheit.

Weniger bekannt ist nämlich, daß auch die Organe unseres Körpers einem biologisch-zyklischen Rhythmus unterliegen. Im Ablauf von 24 Stunden findet ein zirkadianer (circa =etwa, dies = Tag) Energiefluß statt, in dem nach und nach die Organfunktionen maximal mit Energie angereichert werden. Offensichtlich ist dieser 24-Stunden-Rhythmus ein ganz wesentlicher Zeitgeber für die verschiedensten physiologischen Funktionen in unserem Körper.

Wie auf die Flut die Ebbe folgt, so wechseln auch in unserem körpereigenen Energiesystem, dem Fließgleichgewicht, die Hochs und Tiefs ab, so daß die Organe zu bestimmten Tageszeiten den Gipfel ihrer Leistungsfähigkeit erreichen, auf den dann die Erholungsphase folgt. Insgesamt können diese rhythmischen Veränderungen als energetischer Ausdruck der periodischen Organisation des Organismus angesehen werden, die sich auf subzellulärer und zellulärer Ebene abspielt, bis hin zu den komplexen periodischen Regulationsmechanismen des Gesamtorganismus.

Daß auch beim Menschen physiologische Funktionen periodischen Veränderungen unterliegen, erkannten chinesische Ärzte schon vor Jahrtausenden. Auf deren Erfahrungsgut und auf den Erkenntnissen von Forschern in aller Welt beruht unser heutiges Wissen um Wesen und Wirksamkeit der menschlichen Organuhr. Es darf uns daher nicht gleichgültig sein, warum unsere Organe mit voller Kraft arbeiten und warum sie sich erholen. Das zu wissen ist wichtig, wenn man seine Lebenskraft richtig einteilen und seine Gesundheit mittels der Reflex-Heilmassage am Fuß erhalten möchte.

Eigentlich sollte man annehmen, daß die meisten Organe den Gipfel ihrer Leistungsfähigkeit erreichen, wenn wir voll aktiv sind. Diese Hypothese ist falsch, wie die nachfolgende graphische Darstellung zeigt (Abbildung 15).

Jedes Organ erreicht seine höchste Aktivität im Zeitraum von zwei Stunden, in dem durch den Energiezyklus, über den sogenannten Meridianen, den Energiebahnen, wie sie aus der traditionellen chinesischen Akupunkturlehre bekannt sind, mehr Energie zugeführt wird. Hieraus ergeben sich viele praktische Folgerungen bei der Anwendung der Reflex-Heilmassage am Fuß, sei es in der Diagnostik, beim Eruieren druckdolenter Fußreflexzonen, oder bei ihrer Behandlung. Zudem dient dieses Wissen bei der gleichzeitigen Einnahme von homöopathi-

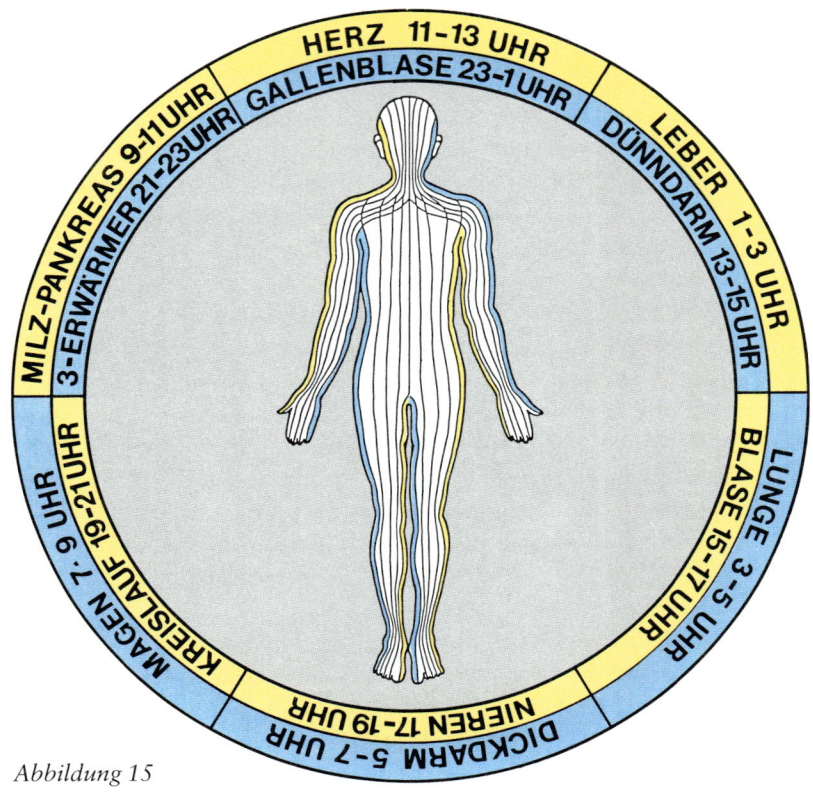

Abbildung 15

Innerhalb eines Tages erreicht jedes Organ seine höchste Aktivität im Zeitraum von 2 Stunden. Diese Maximalzeiten geben wichtige Hinweise bei der Anwendung der Reflex-Heilmassage am Fuß. Zudem helfen sie bei der Früherkennung von Krankheiten, die sich in der Regel entsprechend der Organuhr ankündigen.

schen Arzneien, entsprechend der Organzeit zur Unterstützung des Heilungsprozesses, da sie, zu diesen Tageszeiten eingenommen, quantitativ und qualitativ eine signifikante Wirkung aufweisen können.

Von allen Organen unseres Körpers zeichnen sich die Nieren dadurch aus, daß ihre verschiedenen Funktionen einen stark zirkadianen Rhythmus aufweisen. So ist beim Menschen nicht nur die Urinmenge am Tage größer als in der Nacht, auch die im Urin gelösten Bestandteile werden vermehrt ausgeschieden. Besonders in der Aktivitätsphase von

17 Uhr bis 19 Uhr kann man durch eine gezielte Reflex-Heilmassage am Fuß diese Aktivitäten wirkungsvoll anregen. Dies gilt z. B. für den renalen Plasmafluß, die glomeruläre Filtrationsphase, den pH-Wert des Urins und die Ausscheidung von Elektrolyten und Endprodukten des Stoffwechsels, wie Harnsäure, Gift- und Arzneistoffe. Das gleiche gilt auch für die Einnahme von Diuretika, in Form von harntreibenden Nieren- und Blasentees, bei der Einnahme von magnetisiertem Wasser usw., wobei die Blase ihre stärkste Aktivitätsphase schon gegen 15 Uhr entfaltet. Zudem ist der relative Kaliumverlust in dieser Aktivitäts-phase viel geringer, wenn der Zeitpunkt einer Diuretika-Applikation in der Aktivitätsphase eingehalten wird.

Auffallend ist auch meine Beobachtung, daß die nächtliche Polyurie (vermehrte Wasserausscheidung nachts), die immer aufgrund einer Herzschwäche (Herzinsuffizienz) entsteht, besser auf Behandlungs-zeiten anspricht, wenn diese in der Herz-Aktivitätsphase erfolgen. Ideal wäre eine zweimalige Reflex-Heilmassage am Fuß während der Herz- und Nieren-Aktivitätsphase. Herzwirksame Medikamente, eingenom-men zwischen 11 Uhr und 13 Uhr, werden dabei den Heilungsprozeß fördern.

Interessant ist ebenso meine Erfahrung, daß Schmerzempfindungen und Reaktionen auf Schmerzreize ausgesprochenen tagesrhythmischen Variationen unterliegen. Wetter- und schmerzempfindliche Personen reagieren daher bei Föhnlagen besonders schmerzempfindlich, wobei die Schmerzen häufig am Morgen auftreten, tagsüber abklingen und am Abend erneut in Erscheinung treten. Die Schmerzempfindung ist etwa gegen 15 Uhr am geringsten. Daher ist es nicht erstaunlich, daß eine gezielte Reflex-Heilmassage am Fuß, zu diesem Zeitpunkt ge-geben, einen wesentlich stärkeren analgetischen Effekt hervorbringt, als wenn eine Behandlung am frühen Morgen und am Abend erfolgen würde. Bio-energetisch gesehen hängt dieses Erscheinungsbild mit der Ausschüttung von hirneigenen Endorphinen und Enkephalinen ab, die eine schmerzstillende Wirkung hervorrufen, ganz ähnlich wie Opiate. Es kann heute als wissenschaftlich gesichert gelten, daß im mensch-lichen Gehirn spezifische Opiatrezeptoren vorhanden sind, die diesen Prozeß der Schmerzbefreiung in Gang setzen.

Anders bei Personen mit einer Nebennierenrinden-Insuffizienz (Addi-son-Krankheit), die mit Corticoiden behandelt werden müssen. Aber auch bei Gabe von Corticoiden bei hochentzündlichen Prozessen kön-nen die Nebenwirkungen dieser Hormontherapie vermindert werden, wenn die Behandlung sich nach der biologischen zirkadianen Rhythmik richtet: eine Behandlung am Morgen, eine weitere am Abend. Diese bioenergetischen Vorgänge zu unterstützen kann daher ein Ziel der Reflex-Heilmassage am Fuß sein.

Kontraindikationen – wann darf die Reflex-Heilmassage am Fuß nicht angewandt werden?

Wie bei jeder anderen Therapie sind auch der Reflex-Heilmassage am Fuß Grenzen gesetzt, d. h. bei Infektions-, Geschlechtskrankheiten und operativ zu behandelnden Erkrankungen darf diese Naturheilmethode nicht angewandt werden. Nicht behandelt werden dürfen: Krebspatienten, wenn die Gefahr der Metastasierung vorliegt, Personen mit frischen Transplantationen, Patienten mit Herzschrittmachern, Personen, bei denen die Gefahr einer Thrombose oder Venenentzündung vorliegt, Personen mit Knochenhautentzündungen, Knochenmarkeiterungen, Knochentuberkulose, sowie Personen, bei denen die Gefahr einer Apoplexie (Gehirnschlag) besteht.

In der Regel alle ernsthaften Erkrankungen, die zu Komplikationen führen könnten und unbedingt unter ärztliche Aufsicht gehören. Im Zweifelsfall fragen Sie Ihren Arzt, ob Sie therapiebegleitend die Reflex-Heilmassage am Fuß zusätzlich anwenden dürfen. Gerne erteile ich Ihnen schriftliche Auskunft, wenn Sie zu diesem Thema noch Fragen haben.

Umwelteinflüsse und ihre gesundheitsschädliche Wirkung auf den menschlichen Körper

Bei der Ausübung der Reflex-Heilmassage am Fuß darf man auch externe Wirkungsfaktoren nicht unberücksichtigt lassen, die unser körperliches Wohlbefinden erheblich beeinträchtigen können und zu massiven energetischen Störungen im körpereigenen Fließgleichgewichtsystem führen. Erst dann wird eine planmäßige Behandlung zum gewünschten Ziel führen, wenn man auch diesen Emissionen ihren Stellenwert beimißt.

In der westlichen Welt waren es vor allem die Naturforscher Paracelsus und Goethe, die schon vor Jahrhunderten darauf hingewiesen haben, daß Wohlbefinden und Krankheit, Lebenslust und Depression von den

Kräften aus dem Erdinnern beeinflußt werden können. Ebenso äußerte sich der berühmte Arzt Dr. med. Hufeland: „Die geologische Beschaffenheit des Bodens übt einen wesentlichen Einfluß auf die Gesundheit des Menschen aus." Der bekannte Strahlenforscher Freiherr von Pohl erbrachte den Nachweis, daß viele Krebspatienten auf geologischen Reizzonen lebten.

Heute, 50 Jahre nachdem Freiherr von Pohl seine ersten Arbeiten zu diesem Thema veröffentlichte, weiß man, daß Erdstrahlen eine standortbezogene Änderung der elektromagnetischen Felder hervorbringen. Die Ursache dieser Erdstrahlen liegt meistens in den unterirdischen Wasserströmungen, wobei die hervorgerufene Strahlungsintensität durch geologische Brüche und Verwerfungen oder durch radioaktive Stoffströmungen verstärkt wird. Daher verursachen auch diese Bodenzustände verschiedene magnetische Anomalien, die als Störfaktoren auf den menschlichen Körper einwirken.

Je nach Ortslage und ortsgebundenen Einflüssen kann nun diese terrestrische Strahlung (lat., Erdstrahlung) an Intensität erheblich zunehmen. Diese Veränderungen werden zudem durch die periodische Sonnenfleckenaktivität erhöht und durch Klimaschwankungen hervorgerufen.

Von Bedeutung ist vor allem der wissenschaftliche Nachweis, daß die Intensität der „harten Strahlung" nachts stärker ist als am Tag. In dieser körperlichen, geistigen und seelischen Erholungsphase ist der Schlafende einer ständigen „Bombardierung" von Erdstrahlen ausgesetzt, wenn sich das Bett auf einer Reizzone befindet.

Erdstrahlen dringen durch Beton und Stahl in Häuser, weil durch die modernen Baumethoden mit Stahlbetondecken die unterirdischen Energieeffekte von Stockwerk zu Stockwerk immer mehr ausgebreitet werden. Der sogenannte „kalte Zug", den Menschen in einem geschlossenen Raum verspüren, in dem die Temperatur des Zimmers normal und die Luft unbewegt ist, kann schon ein Hinweis dafür sein, daß in diesem Raum eine nachteilige Strahlung auftritt.

Viele Menschen erfahren diese Strahlung unmittelbar in ihrem Körper. Ein ziehendes Kältegefühl wird in den meisten Fällen beschrieben, wobei Ein- und Durchschlafstörungen sich bemerkbar machen. In der Folge resultieren hieraus organische Leiden, wobei das schwächste Organ zuerst erkrankt.

Aus Tausenden von ähnlichen Beobachtungen und Berichten verschiedener Strahlenforscher lassen sich die nachfolgenden Symptome herausgreifen, bei denen die „harte Strahlung" (gebündelte Erdstrahlung) zumindest einen erheblichen Anteil an der Krankheitsursache trug. Diverse Gelenkerkrankungen, kalte Füße, Blutdruckanomalien, Nervosität, Hautkrankheiten, Schlaflosigkeit, chronische Erkrankungen, Krebs, Erkältungskrankheiten, Impotenz usw. stehen dabei im Vordergrund.

Aus dieser Aufzählung der Beschwerdebilder geht eindeutig hervor, daß sich die durch Erdstrahlen hervorgerufenen Veränderungen im Fließgleichgewichtsystem des Menschen negativ auf das Allgemeinbefinden auswirken.

Diese Erfahrungstatsachen decken sich mit den Untersuchungsergebnissen des italienischen Prof. Gino Piccardi und des japanischen Arztes Dr. Maki Takata. Insbesondere bei Rheuma- und Herzerkrankungen wurden Untersuchungen angestellt. Klare Zusammenhänge konnten beobachtet werden zwischen Strahlungsfaktoren und Erkrankungshäufigkeit. Außerdem zeigen die Untersuchungsergebnisse eindeutig, daß Erdstrahlen die chemische Struktur des Blutes verändern können.

Schließlich kann sich auch das Zellmembranpotential zeitweilig so verändern, daß die positive Ladung des Zellkerns und der Zellflüssigkeit auf Kosten der negativen Ladung der Zellhülle verstärkt wird. Aus dieser Verschiebung des Zell-Energie-Potentials ergeben sich Belastungen für den menschlichen Organismus, die u. a. zu schweren Kreislaufstörungen, Schlafstörungen und zu einer Übersäuerung des Organismus führen. Deshalb ist es nicht verwunderlich, wenn immer wieder Menschen im selben Haus an Krebs erkranken, oder wenn keine Therapie, besonders bei chronischen Erkrankungen, zum Erfolg führt.

Diese Beobachtungen führen natürlich noch nicht dazu, die Erdstrahlen als Ursache für Geschwulstbildungen und chronische Erkrankungen anzuerkennen. Dennoch möchte ich aufgrund zahlreicher Zuschriften von Patienten darauf hinweisen, daß man bei vorhandenen Reizstreifen entweder die Betten verstellen oder die Schlafstätte mit Kupfereinlagen abschirmen sollte, welche die Erdstrahlen wirksam transformieren. Dadurch verringert sich das Krankheitsrisiko.

Abschirmung von Erdstrahlen bedeutet eine echte Gesundheitsvorsorge, wenn man zudem noch folgende Vorsorgemaßnahmen berücksichtigt: Schlafen Sie auf keiner luftundurchlässigen Bettunterlage. Benutzen Sie möglichst natürliche und naturbelassene Matratzen und Bettbezüge. Verwenden Sie keine synthetische Kleidung und Nachtwäsche, besonders dann nicht, wenn Sie bereits erkrankt sein sollten. Personen, die herzleidend oder nervlich geschwächt sind, dürfen zudem keine Metall- oder Kunststofarmbänder an ihrer Armbanduhr benutzen. Tauschen Sie solche gegen Lederarmbänder aus. Auch Brillengestelle aus Kunststoff sollten täglich einmal unter fließendes Wasser gehalten werden.

Weitere Störfaktoren könnten durch tropische Pflanzen, Mineralien (Gesteinsammlungen), Oberleitungen, Computer-Anlagen, Fernseher bedingt sein, aber auch von Lacken herrühren. Ebenso werden durch eine falsche und einseitige Ernährung das Fließgleichgewicht der Zellen und damit die Zellschwingungen verändert. Die übermäßige Aufnahme gekochter Speisen, insbesondere von Fleisch und denaturierten Nahrungsmitteln, führt mit der Zeit zu einer Ansammlung von Abfallstoffen (Toxinen) in den Zellen, die dadurch in ihrer normalen Zellschwingung behindert werden. Daraus entstehen Zellstörungen, physiologische Degenerationserscheinungen, vorzeitige Alterssymptome und Krebserkrankungen.

Die östliche Technik der Reflex-Heilmassage am Fuß

Zu den bereits beschriebenen Fuß-Reflexzonen habe ich bei meinem Studienaufenthalt in China noch spezielle Fuß-Zonenpunkte kennengelernt, die sich meistens nicht in das westliche Fuß-Reflexzonenschema einordnen lassen. Da jedoch die Lehre der Reflex-Heilmassage am Fuß ursprünglich aus dem Osten kam, möchte ich der Vollständigkeit halber auch diese speziellen Reflexzonenpunkte (Abbildungen 17, 18) erwähnen. Sie haben sich über Generationen bewährt bei der Behandlung der verschiedensten Beschwerden und Krankheiten. Von Fall zu Fall werden die Spezialpunkte behandelt durch Druckpunktmassagen oder mit Moxa-Stäben, die man auch als „Beifußröllchen" bezeichnet, weil sie aus den Blättern der Heilpflanze Artemisia vulgaris hergestellt werden. Die Moxa-Fuß-Reflexzonentherapie ist eine Wärmetherapie (Abbildung 16), einzigartig in ihrer Anwendung.

Je nach den Empfindungen der Patienten wird der glühende Moxastab auf die entsprechende Fußrexflexzone einmal näher, einmal weiter entfernt gehalten, dabei abwechselnd gehoben und gesenkt. Man nennt diese Technik auch das „Vogelpicken". Bei dieser effizienten Zonenbehandlung gilt als Richtschnur, daß in der betreffenden Zone kein Brennen, sondern angenehme Wärme oder Hitze verspürt werden soll. Bei einer Allgemeinbehandlung führt diese Methode zu einer wohltuenden Entspannung. Die Moxa-Fuß-Reflexzonentherapie dauert jeweils bei einer Behandlung ca. 30 Minuten, wobei einzelne Zonen bis

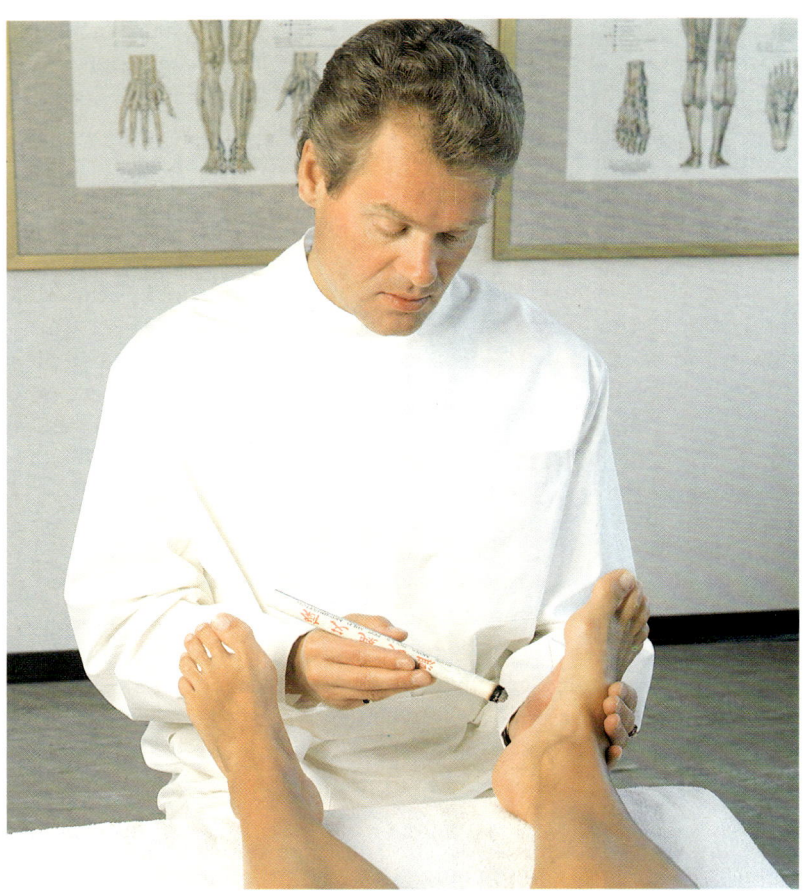

Abbildung 16

Die Moxibustion ist eine hervorragende Technik zur Unterstützung der Reflex-Heilmassage am Fuß. Sie ruft eine gefäßerweiternde Wirkung hervor, die sich sogleich auf die inneren Organe auswirkt.

zu 5 Minuten behandelt werden. Zeigt sich ein roter „Hof" an der Fußsohle, oder macht sich ein starker Achselschweiß bemerkbar, wird die Behandlung unterbrochen. Je nach den vorliegenden Beschwerden wird in Intervallen anschließend die Anwendung wiederholt, nach den Regeln der Reflex-Heilmassage am Fuß, d.h. in Zonengruppen geordnet.

Nach meinen langjährigen Erfahrungen erzielt man mit dieser östlichen Technik noch einen verhältnismäßig guten Heileffekt, wo andere Therapien bereits versagen. Besonders bei chronischen Erkrankungen, die mit Kälteempfinden einhergehen, bei partiellen Lähmungen, Koordinationsstörungen in den Beinen, niedrigem Blutdruck, chronischer Schlaflosigkeit, Kopfschmerzen und Störungen im Verdauungstrakt, ebenso bei urogenitalen Erkrankungen, kann ich diese oft vergessene Heilmethode weiterempfehlen.

Da der Laie die Moxa-Stäbe nur schwer in Europa erhält, empfehle ich für den Eigenbedarf die „Do it yourself"-Methode. Hierzu besorgt man sich in der Apotheke Beifußwolle, die man mit Zigarettenpapier straff zusammenrollt, so daß ein fingerdickes Beifußröllchen entsteht. Man zündet dieses an und führt mit dem glühenden Teil die Behandlung durch. Der weihrauchartige Duft beruhigt zugleich das Nervensystem. Interessant ist, daß die Heilwirkung der Moxa-Fußreflexzonentherapie wissenschaftlich nicht durch die Chinesen nachgewiesen wurde. Japanische Ärzte kamen nach langwierigen Untersuchungen zur Folgerung, daß sich durch die Anwendung dieser Methode das Blutbild verbessert, bei gleichzeitiger Steigerung der körpereigenen Abwehrkräfte.

Was dies bedeutet, bedarf keiner weiteren Erklärung, wenn man bedenkt, daß das Blut einen wesentlichen Anteil an der körpereigenen Abwehr hat, wobei die weißen Blutkörperchen eine Art „Kampftruppe" darstellen, die die artfremden Krankheitskeime abzutöten verstehen.

Nr.	Name	Fußsohle: Indikation
1	Li Nei Ting „Der untere Innenhof"	Dieser Punkt unterhalb der 2. und 3. Zehe ist sehr wirksam bei der Behandlung psychischer und asthmatischer Beschwerden. Behandelt wird auch bei Epilepsie, Antriebsschwäche und Unentschlossenheit.
2	Qian Hou Yin Zhu „Versteckte Perle"	Krämpfe der unteren Extremitäten. Herzjagen, hoher Blutdruck (Hypertonie) und bei Schmerzen in der Fußsohle sollte dieser Punkt unterhalb der Fußmitte behandelt werden.
3	Yong Quan „Sprudelnde Quelle"	Fußmitte. Kopfschmerzen auf der Scheitelhöhe, Hysterie, Epilepsie, Störungen beim Wasserlassen.
4	Shi Mian „Schlaflosigkeit"	Wie der Name schon besagt, wird dieser Punkt auf der Fersenmitte behandelt, bei Schlaflosigkeit und auch bei Schmerzen in der Fußsohle.

Nr.	Name	Fuß-Außenseite: Indikationen
5	Jing Gu „Hauptknochen"	Bei Nackensteife, Kopfschmerzen, Lenden- und Beinschmerzen, ebenso bei Augenflimmern und Epilepsie wird dieser Punkt seitlich, dreifingerbreit hinter dem Kleinzehen-Grundgelenk behandelt.
6	Jin Men „Goldtor"	Sprunggelenkschmerzen, Lenden- und Beinschmerzen. Er befindet sich dreifingerbreit schräg unterhalb vom Fußknöchel in einer Vertiefung.
7 (48)	Pu Can „Meisterpunkt"	Dieser druckempfindliche Punkt läßt sich bei allen Schmerzzuständen behandeln. Bewährt hat er sich auch bei Kraftlosigkeit der unteren Extremitäten.
8	Koun Lun „Berg im Tibet"	Als Analgesiepunkt wird er behandelt bei Fersenschmerzen, Ischiasschmerzen, Rücken- und Lendenschmerzen, starken Nacken- und Kopfschmerzen. Während der Schwangerschaft darf er nicht behandelt werden. Abortusgefahr!

Nr.	Name	Fuß-Innenseite: Indikationen
9	Tai Bai „Höchste Helle"	Behandelt wird dieser Punkt an der Fuß-Innenseite hinter dem Groß-zehen-Grundgelenk bei abdominellen Beschwerden, wie Blähungen, Verstopfung, Diarrhoe und bei Magenschmerzen.
10	Ran Gu „Tal der Bewährung"	Dieser schmerzhafte Punkt in der Mitte der Fuß-Innenseite wird behandelt bei Bronchialasthma sowie als Basispunkt bei Rheumabeschwerden. Er sollte auch dann behandelt werden, wenn bereits der Arzt eine Rheumabehandlung eingeleitet hat. Auch bei Menstruationsbeschwerden entfaltet er eine krampflösende Wirkung.
11	Shui Quan „Wasserquelle"	Bei vorliegenden Blasenkrämpfen, die das Wasserlassen erschweren, schafft die Behandlung dieses Punktes, einfingerbreit unter der Fußknöchel-Innenseite, in der Regel spontane Hilfe.
12	Tai Xi „Leucht-Meer"	Einfingerbreit neben der Fußknöchel-Innenseite in Richtung Achillessehne nimmt dieser wichtige Punkt eine Schlüsselfunktion bei der Behandlung hormoneller Störungen, wie Impotenz und Frigidität ein. Im Klimakterium sollte dieser Punkt immer Berücksichtigung finden, wobei er einen sehr guten Einfluß ausübt auf Hitzewallungen in Verbindung mit Depressionen. Auch bei Lähmungen und Schwächeerscheinungen in den unteren Extremitäten (Beinen) leistet der Tai Xi oft gute Hilfe.

Nr.	Name	Fuß-Rücken: Indikationen
13	Jie Xi „Tibamulde"	In der Mitte der vorderen Sprung-gelenkfalte liegt dieser Unter-stützungspunkt, der grundsätzlich bei Magenbeschwerden, die zu Kopf-schmerzen führen, bei Blähungen (Meteorismus), Dyspepsie behandelt werden sollte. Er ist immer einzu-setzen bei lokalen Beschwerden der Füße, Schmerzen im Sprunggelenk auch beim Fallfuß.
14	Chang Yang „Yang Angriff"	Dieser Punkt entspricht der höchsten Wölbung des Fußrückens. Er wird behandelt bei Fußrückenschmerzen und Lähmungen in den Beinen. Ebenso bei Blähungen und chroni-scher Verstopfung.
15	Pang Gu „Seitliches Tal"	Einfingerbreit zwischen der 3. und 4. Zehe wird dieser Punkt bei Kinder-lähmungsfolgen behandelt.
16	Tai Chong „Höchster Angriffs-punkt"	Neben dem Großzehen-Grundgelenk wird dieser Punkt gegen Kopf-schmerzen auf der Scheitelhöhe, Schwindel, Augenkrankheiten und Hypertonie (hoher Blutdruck) behandelt.
17	Nei Ting „Innenhof"	Bei Bettnässern und Fußschmerzen bringt dieser Punkt, der sich zwischen den Grundgelenken der 2. und 3. Zehe auf dem Fußrücken befindet, durchgreifende Erleichterung. Gegen nervöse Magenschmerzen hat sich dieser Spezialpunkt sehr gut bewährt.

Die speziellen Fuß-Reflexzonenpunkte

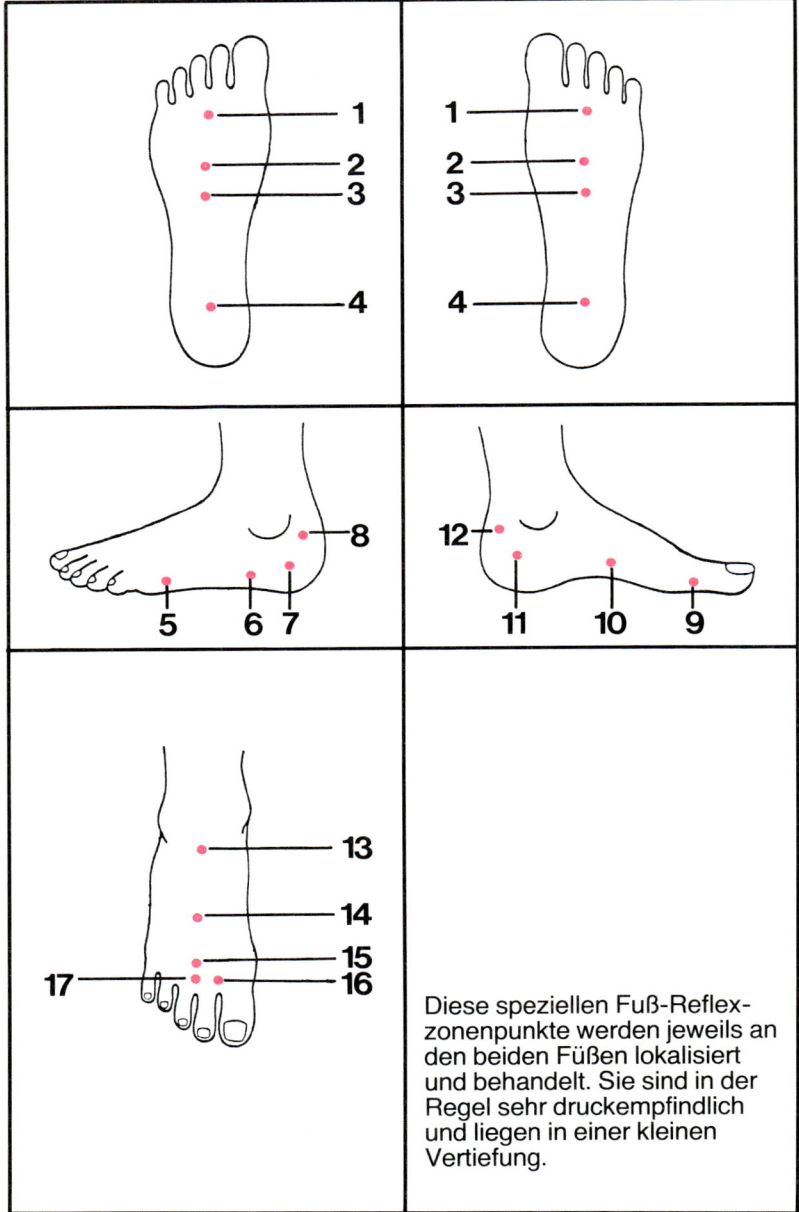

Diese speziellen Fuß-Reflex-zonenpunkte werden jeweils an den beiden Füßen lokalisiert und behandelt. Sie sind in der Regel sehr druckempfindlich und liegen in einer kleinen Vertiefung.

Abbildung 18

Die Hand-Reflexpunkte

Analog den Fuß-Reflexzonen befinden sich auch an den Händen sehr wirksame, fest umrissene Punkte, die in China wegen ihres ausgezeichneten Effektes erfolgreich mitbehandelt werden. Sie sind vor allem sehr wirksam bei akuten Schmerzzuständen. Da ja auch die Reflex-Heilmassage am Fuß niemals eine monomane Therapie sein soll, das gilt auch für die Eigenbehandlung, bietet es sich geradezu an, die Hand-Reflexpunkte als nachfolgende Ergänzung zu den beschriebenen Fuß-Reflexzonen mitzubehandeln. Die Hand-Reflexpunkte (Abbildung 19) werden in der Regel gegengleich behandelt, d. h. bei rechtsseitiger Ischialgie an der linken Hand. Bei doppelseitigen Beschwerden können die Punkte an beiden Händen massiert werden. Die mittelkräftige Druckmassage erfolgt auf der Innenhand nach vorne, auf der Außenhand in Richtung Ellenbogen.

Seit Jahren behandle ich ergänzend bei den verschiedenartigsten Erkrankungen diese Punkte mit hochmodulierten Laserstrahlen, wobei die Behandlungsdauer nur wenige Sekunden beträgt. Für die Eigenmassage dagegen sollten die Hand-Reflexpunkte öfter am Tag bis zu drei Minuten massiert werden. Bei akuten Kopfschmerzen kann man diese Anwendung auch mit der Akupressur kombinieren, wenn aus zeitlichen Umständen eine Reflex-Heilmassage am Fuß nicht durchgeführt werden kann. In dieser Kombination werden zuerst die Hand-Reflexpunkte, anschließend die Akupressurpunkte behandelt.

Indikationen der Hand-Reflexpunkte

Punkt 1: Handgelenkschmerzen, Gelenksteifigkeit infolge Rheuma
Punkt 2: Kopfschmerzen, Schlaflosigkeit, Depressionen
Punkt 3: Lenden-, Bein- und Rheumaschmerzen
Punkt 4: Nasenbluten
Punkt 5: Augenschmerzen, Conjunktivitis
Punkt 6: Schulterschmerzen
Punkt 7: Stirnkopfschmerzen, Sinusitis
Punkt 8: Zahnschmerzen
Punkt 9: Scheitelkopfschmerzen
Punkt 10: Halsschmerzen, Zahnschmerzen, Trigeminusneuralgie
Punkt 11: Hinterhaupt-Kopfschmerzen
Punkt 12: Migräne und Kopfschmerzen
Punkt 13: Ischiasneuralgie und Hüftschmerzen bei Coxarthrose
Punkt 14: Rückenschmerzen, Ohrgeräusche
Punkt 15: Hals- und Nackenschmerzen (Cervicalsyndrom)
Punkt 16: Brustschmerzen (Intercostalneuralgie), auch bei Übelkeit und Er-
          brechen
Punkt 17: Kopfschmerzen
Punkt 18: Kreuz- und Beinschmerzen, Hexenschuß (Lumbago), Ischiasneur-
          algie
Punkt 19: 5 Energiepunkte, auch bei Scheitelkopfschmerzen und Stirnhöhlen-
          katarrh, ebenso bei Epilepsie und Ohnmacht
Punkt 20: Als Adjuvans bei Nierenerkrankungen
Punkt 21: Bettnässen
Punkt 22: Ohrgeräusche
Punkt 23: Herzklopfen, Herzbeklemmungen, nervale Herzbeschwerden, star-
          ker Handschweiß
Punkt 24: Husten, Bronchitis, Asthma, krampflösend
Punkt 25: Gemütsverstimmungen, Hysterie, Angstgefühle (vegetative Dys-
          tonie)
Punkt 26: Schwitzen
Punkt 27: Erkältung, Schnupfen (Influenza)
Punkt 28: Oberbauchschmerzen, Gastritis, Verdauungsstörungen
Punkt 29: Blähungen (Meteorismus), Übelkeit
Punkt 30: Appetitlosigkeit, Blähungen, Leberstörungen
Punkt 31: Mund- und Mundschleimhauterkrankungen
Punkt 32: Schwindel
Punkt 33: Antikonvulsionspunkt, Schluckauf, Schwitzen
Punkt 34: Antikonvulsionspunkt, Gemütsverstimmungen
Punkt 35: Fußgelenkschmerzen infolge Rheuma
Punkt 36: Herzklopfen, innere Unruhe, Schlaflosigkeit, Nervosität
Punkt 37: Atembeschwerden, Übelkeit

Die topographische Lage der Hand-Reflexpunkte

Die hier abgebildeten Hand-Reflexpunkte befinden sich auf beiden Händen. Zur besseren Übersicht habe ich die Punkte topographisch verteilt aufgeführt.

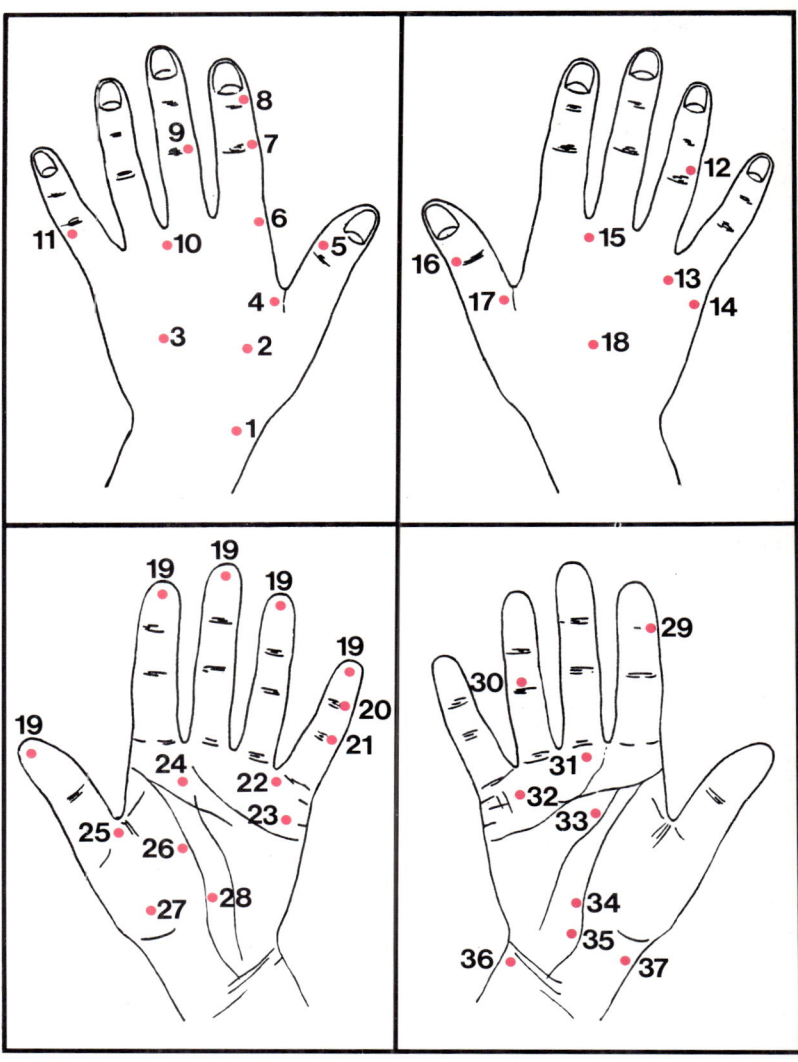

Abbildung 19

Magnetkräfte unterstützen den Heilprozeß

Um den Heilungsprozeß und die Anwendung der beschriebenen Techniken der Reflex-Heilmassage am Fuß noch effizienter zu unterstützen, benutze ich seit Jahren Magnete und Magnetfolien, die ich in der Regel nach einer erfolgten Reflex-Heilmassage auf die druckempfindlichen Fußzonen und die korrespondierenden segmentalen Körperzonen appliziere (Abbildung 20). Dadurch wird der Heilprozeß gesteigert und zugleich der Behandlungsablauf erheblich verkürzt. So neu und faszinierend diese Kombinationstherapie erscheinen mag, so alt ist ihre Anwendung. Vor allem die Chinesen setzten bereits vor Jahrtausenden für Heilzwecke den Magnetismus ein. Auch der griechisch-römische Arzt Galen (199 n. Chr.) hielt die Magnettherapie für eine wirksame Methode gegen Verstopfung. Plinus, der römische Geschichtsschreiber, berichtet von Magnetbehandlungen bei Augenleiden und der französische Arzt Marcel bediente sich ihrer bei Kopfschmerzen. Ebenso behandelte der islamische Arzt Avicenna (980–1037 n. Chr.) Depressionen mit Magneten. Auch Paracelsus (1493–1541) benutzte für eine ganze Palette von Erkrankungen die Heilkraft des Magneten.

In der französischen Zeitschrift für Biotherapie hat Dr. P. de Kerdaniel im März 1980 verschiedene wissenschaftliche Arbeiten über Magnetbehandlungen analysiert, so u. a. auch Studien der medizinischen Fakultät der Universität Tokio, mit dem Ergebnis, daß ca. 80 Prozent der behandelten Patienten auf die Magnetbehandlung positive Reaktionen zeigten. Diese schulmedizinischen Untersuchungen kann ich aufgrund meiner langjährigen naturärztlichen Erfahrungen bestätigen, wobei ich ergänzend auf mein Buch „Magnettherapie – Selbstbehandlung", Frech-Verlag, Stuttgart, verweise.

Durch die gleichzeitige Anwendung von Dauermagneten, Magnetfolien und magnetischen Schuhsohlen, bei der Reflex-Heilmassage am Fuß, lassen sich viele Alltagsbeschwerden stärker beeinflussen und lindern. Hervorzuheben sind die Beschwerdebilder und Schmerzzustände, die durch Zirkulationsstörungen in den Beinen hervorgerufen werden. Besonders bei kalten Füßen haben sich magnetische Schuhsohlen mit einer Kupferbeschichtung hervorragend bewährt. In jedem Fall ist es ratsam, zuvor die zu behandelnden Fuß-Reflexzonen zu massieren und anschließend die Magnetprodukte in Anwendung zu bringen. Dadurch erzielt man eine potenzierte Heilwirkung von Massage und Magnetismus.

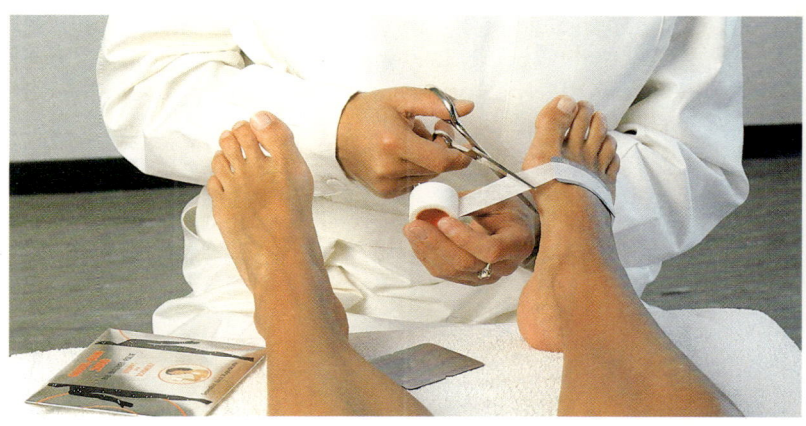

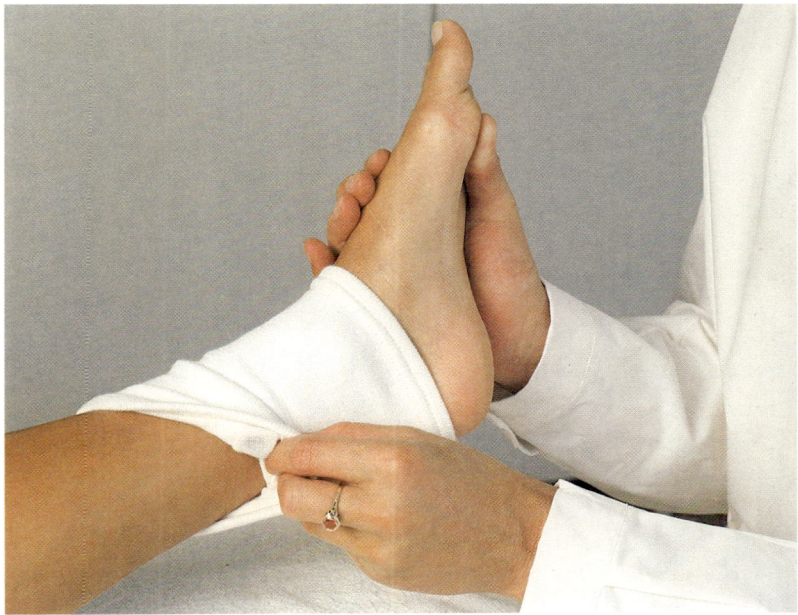

Abbildung 20

Magnete unterstützen den Heilungsprozeß nach vorheriger Reflex-Heilmassage am Fuß.
Oben: Applikation von Magnetfolie
Unten: Der mit Dauermagneten eingelassene Fußstutzer kuriert Verrenkungen und Verstauchungen und fördert die Fußwärme. Auch nach Knochenbrüchen und bei rheumatischen Beschwerden wirkt er schmerzlindernd.

Diese Kombinationstherapie – als Alternative zur medikamentösen Therapie – ist bei therapeutischer Anwendung schmerzlos und ungefährlich. Träger von Herzschrittmachern sollten jedoch Dauermagnete in der Feldstärke von 500 Gauss nicht verwenden. Wie bei der Akupunktur unter Umständen eine Nadel zuviel den Erfolg zunichte machen kann, ist es bei dieser Kombinationstherapie ratsam, nur wenige Magnete auf einmal zu verwenden. Vielfach braucht es ja nur eine kleine Stimulans, um den inneren Arzt in unserem Körper wachzurufen.

Ein wichtiger Hinweis!

Die nachfolgend aufgeführten Behandlungsmöglichkeiten geben Ihnen eine Übersicht über den vielfältigen Anwendungsbereich der Reflex-Heilmassage am Fuß. Der Vollständigkeit halber verweisen wir auf die vom Autor verfaßte Schautafel, auf der über 70 Indikationen aufgeführt sind. Für den Fachmann wie für den Laien ist diese übersichtliche Schautafel wegweisend in der Reflex-Heilmassage am Fuß.

Erhältlich bei:
Frech-Verlag, Postfach 310902, D-7000 Stuttgart 31.

Reflex-Heilmassage Heilbehandlungen am Fuß

Herz- und Kreislaufschwäche

Herz- und Kreislauferkrankungen stehen unter den Zeitkrankheiten an erster Stelle. Jahr für Jahr erkranken immer häufiger Menschen an dieser westlichen Zivilisationskrankheit. Im allgemeinen werden vor allem die vielfältigen sogenannten Zivilisationsschäden wie Stress, Bewegungsmangel, Reizüberflutung, übermäßiger Fleisch-, Fett- und Zuckerkonsum als Gründe hierfür angesehen. Abgesehen von diesen Wirkungsfaktoren gesellt sich noch ein Tabletten- und Genußmittel- mißbrauch, deren Auswirkungen auf die feinen Lebensvorgänge des menschlichen Organismus heute noch nicht annähernd überschaut, geschweige denn beurteilt werden können.

Man bezeichnet das Herz zu Recht als das zentrale Empfindungsorgan des Menschen, das Atmung und Ernährung, Nerven- und Stoffwechsel- system zur höheren Einheit vereinigt. Es bildet von allen Organen das ursprünglichste, am wenigsten differenzierte und spezialisierte „Par- enchym" (Gewebebestandteile eines Organs), das besonders auf polare Gefühlsreaktionen, wie Liebe–Haß, Freude–Leid usw. anspricht und somit auch an ihren Folgen erkrankt, wenn, wie z. B. bei einem Herz- infarkt, mehrere erwähnte Faktoren zusammentreffen.

Sobald die geringste Störung am Herzen auftritt, manifestieren sich bereits Störungen an anderen Organen. Von nahezu jedem Krankheits- geschehen aus kann man den Bogen schließen, um wieder zum Herz und zum Kreislauf zurückzukommen. Unsere hektische Lebensweise leistet dem Beschwerdebild der Herz- und Kreislaufschwäche Vor- schub. Durch Bewegungsmangel, säurebildende Nahrung, Genußmit- tel- und Tablettenkonsum, entsteht im Körper zwangsläufig eine Über- säuerung (Acidosis), der in der Regel eine Herz- und Kreislaufschwäche folgt. In solchen Fällen stehen die von den Nerven- oder Schmerzpunk- ten herrührenden allgemeinen Beschwerden im Vordergrund, die mei- stens symptomatisch behandelt werden, während dabei die latente

Herzschwäche wegen ihrer Schmerzlosigkeit meistens in den Hintergrund tritt. Ja, oft wird die Herzschwäche nicht als eine Folge der erwähnten Ursachen erkannt.

Bei latenter Herzschwäche ist die natürliche Spannkraft des Herzmuskels vermindert, wovon als Begleiterscheinung die Kreislaufschwäche herrührt. Als Folgeerscheinungen machen sich Schlafstörungen, Verdauungsstörungen, Nerven- und Muskelschmerzen bemerkbar. Diese Beschwerden äußern sich in leichteren Fällen in einer Empfindlichkeit gegen Zugluft und gegen örtliche Abkühlungen an einzelnen Körperteilen. In schweren Fällen durch Neuralgien verschiedenster Art und in Herzbeschwerden beim Einatmen kalter Luft.

Auf der Grundlage, daß die Spannkraft (Tonus) des Herzmuskels unternormal und dauernd vermindert ist, entwickeln sich dann schleichend subjektive Herzbeschwerden, die Angstgefühle und Depressionen hervorrufen ohne objektiven Befund. Diese Beschwerden lassen sich durch die Reflex-Heilmassage am Fuß positiv beeinflussen.

Behandlungsbeispiel:

- Abbildung 21
- ca. 20 Behandlungen

Ergänzende Maßnahmen:

- Magnesium
- Diät
- Entsäuerungssalz
- Kräutertee, Weißdorn, Rosmarin
- Homöopathie: Aurum D 6, Cactus grandiflorus D 3, Aconitum D 6
- Kneipp-Armbäder und Güsse
- maßvolles Jogging

Herz- und Kreislaufschwäche

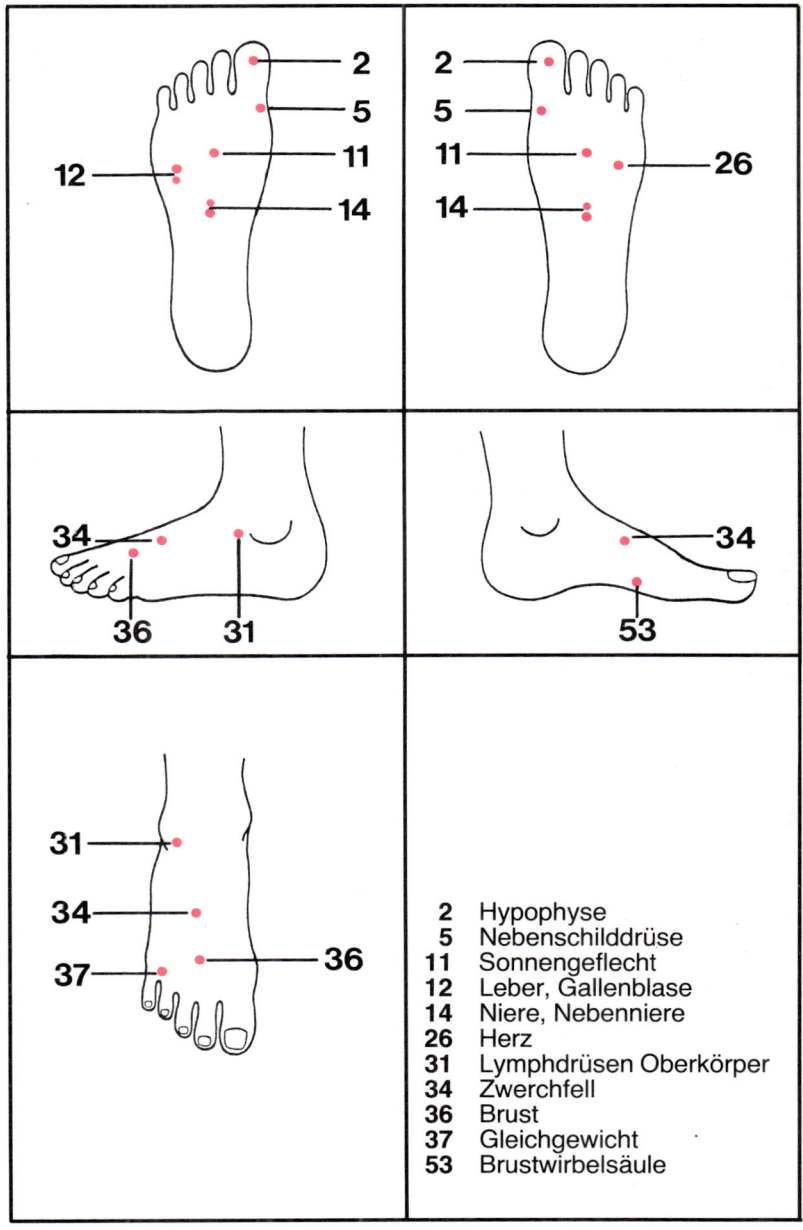

2	Hypophyse
5	Nebenschilddrüse
11	Sonnengeflecht
12	Leber, Gallenblase
14	Niere, Nebenniere
26	Herz
31	Lymphdrüsen Oberkörper
34	Zwerchfell
36	Brust
37	Gleichgewicht
53	Brustwirbelsäule

Abbildung 21

Depressionen

Der Mensch hat große Werke erbaut. Im künstlichen Gebirge der gigantischen Stadt New York leben ca. 8 Millionen Menschen. Doch stünde gleich hinter New York das Matterhorn und hinter ihm der Himalaja, so würde man sehen, daß die Natur für die Größe andere Maßstäbe setzt. Ja, im Vergleich zu dieser Größenordnung zwängt sich der Mensch schablonenhaft in seine eigene determinierte Vorstellungswelt, die seinen persönlichen Bedürfnissen entspricht. Aus der eigenen projizierten Anordnung der Dingwelt fällt es ihm leichter, seine alltäglichen Bedürfnisse zu befriedigen. Im positiven Sinne stehen sie im Einklang mit der sozialen Gesellschaftsordnung, die wiederum seine Bedürfnisse im Rahmen seiner individuellen Entwicklung motiviert. Wird nun dieses Verhältnis Anschauung, Vorstellungswelt in bezug auf seine eigene Bedürfnisbefriedigung verändert, treten Störungen auf, die sich körperlich, seelisch und geistig auswirken. Das, was das Leben am Ende lebenswert macht, die Zufriedenheit, die kontemplative Einkehr, das Ausgefülltsein, bleibt somit für viele Menschen außer Betracht. Hier stellt sich im Laufe des Lebens die Frage: „Was soll das Ganze, welcher Sinn steckt dahinter?" Sie läßt uns nach dem fragen, was wir, abgesehen von allen Bezügen zu unserer natürlichen Umwelt, noch sind.

Die Analogie, auf die ich anspiele, und die Frage, die ich durch sie gestellt sehe, liegen auf der Hand, wobei die Projektion der Vorstellung immer den eigenen Wünschen entspricht. Diese Personenhaftigkeit umschreibt nämlich den Kern unserer Humanitas. Sie kennzeichnet die unbewältigten Konfliktsituationen, die fehlenden zwischenmenschlichen Kontakte, die Störungen im Bereich des Seelen- und Geschlechtslebens. Hinzu kommt die daraus resultierende Vereinsamung und Isolation des „modernen Menschen", die das Ansteigen der psychosomatischen Erkrankungen hervorruft. Der zweite Aspekt liegt in der inneren Leere und Hilflosigkeit des einzelnen, die Probleme zu überwinden. –

Endothyme Reaktionen, das heißt seelische Spannungen, Hemmungen, erhöhte Reizbarkeit einerseits, rasche geistige und körperliche Ermüdung andererseits, sind der Ausdruck des „nervösen Leidens" unserer Tage. Welche Bedeutung die pharmazeutische Industrie dieser wachsenden „Volksseuche" beimißt, läßt sich am ständig steigenden Verbrauch sogenannter Psychopharmaka, der Tranquilizer (Beruhigungsmittel) ablesen, die besonders in den letzten Jahren immer mehr verordnet werden. Die therapeutische Beeinflussung der zeitbedingten depressiven Reaktionslagen, die sehr oft auf nicht-körperliche Ursachen zurückzuführen sind, ist eine der wichtigsten Aufgaben der klinischen und praktischen Medizin geworden, wobei die auslösenden Phänomene wenig berücksichtigt werden.

In allen meinen Vorträgen, Kursen usw. warne ich deshalb immer wieder vor dem Arzneimittelmißbrauch. Oftmals werden die vordergründigen Depressionen nur verdeckt, da die Mehrzahl der chemischen Anregungsmittel nach kurzer, vorübergehender Besserung den verkrampften seelischen Zustand im nachhinein vertiefen. Der ständige Gebrauch von Beruhigungsmitteln führt zu einer Dauermüdigkeit und damit zu einer verringerten Leistungsfähigkeit. So zeigt sich, daß auf längere Sicht jegliche einspurige Medikamentierung versagt, mit der die gute Laune herbeigezaubert werden soll, wenn nicht zugleich die eigentlichen Probleme behoben werden. Die Reflex-Heilmassage am Fuß kann sicherlich einen wesentlichen Beitrag leisten, das gestörte innere Gleichgewicht zu regulieren und zeitweilige Depressionen abzubauen. Mit der wiedergewonnenen Energie lassen sich viele Probleme meistern.

Die Wirkung der angeführten Reflexzonen (Abbildung 22) läßt sich durch eine Stimulierung der hormonproduzierenden Drüsen des Zwischenhirns und der endokrinen Drüsen erklären. Die Substanzen, die von den endokrinen Drüsen sezerniert werden, nennt man Hormone. Diese chemischen Substanzen erfüllen eine Reihe wichtiger Funktionen. Sie integrieren die verschiedenen Körperaktivitäten in Zusammenhang mit dem Nervensystem. Sie sorgen dafür, daß bestimmte Gewebegruppen einheitlich auf einen Reiz reagieren, wie hier zum Beispiel bei der Reflex-Heilmassage am Fuß. Außerdem bewirken sie die Aufrechterhaltung der Homöostase, d. h. eines ausgeglichenen inneren Körperzustandes.

Behandlungsbeispiel:

● Abbildung 22
● ca. 15 Behandlungen

Ergänzende Maßnahmen:

● evtl. Psychotherapie, Gruppengespräche
● Kräutertee, Johanniskraut
● Vitamin C
● Akupressur
● Homöopathie: Kalium phosphoricum D 6
● Trinkkur, 1,5 Liter magnetisiertes Mineralwasser pro Tag, vgl. Hannemann „Magnettherapie – Selbstbehandlung", Frech-Verlag, Stuttgart

Depressionen

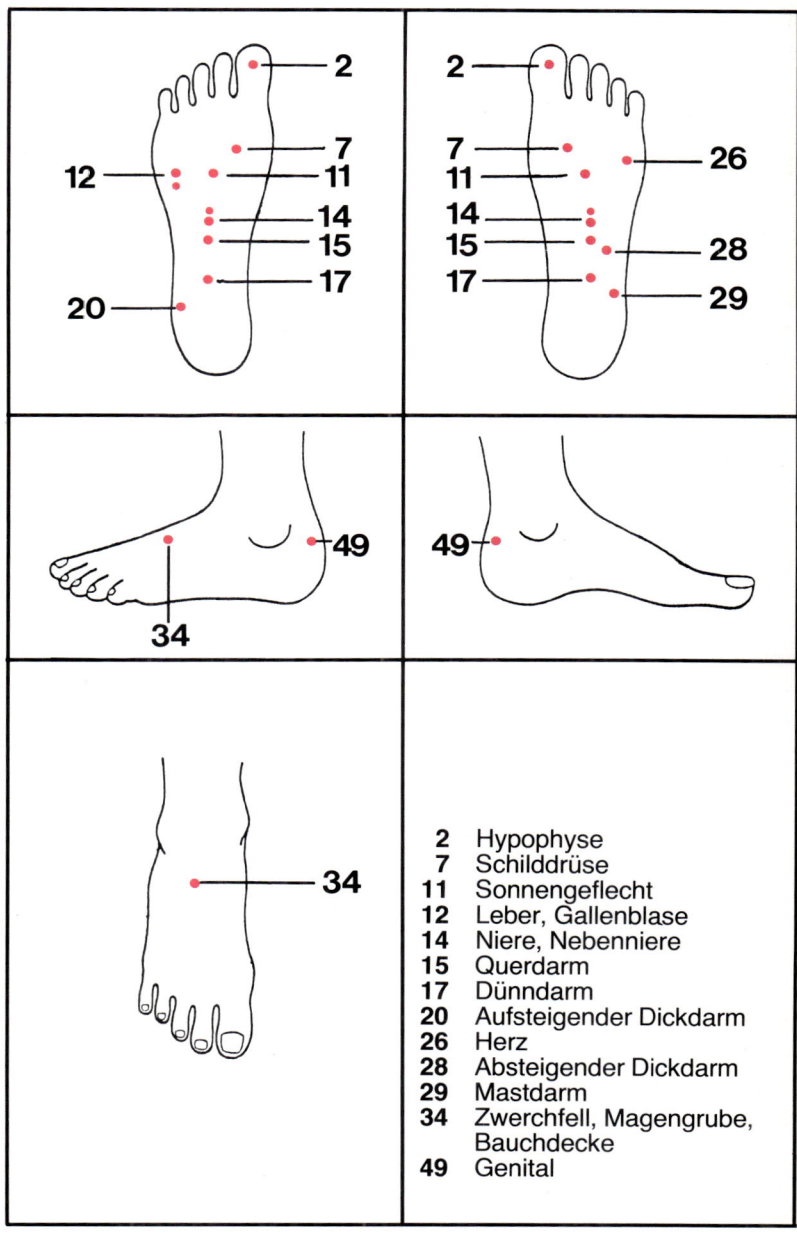

2   Hypophyse
7   Schilddrüse
11 Sonnengeflecht
12 Leber, Gallenblase
14 Niere, Nebenniere
15 Querdarm
17 Dünndarm
20 Aufsteigender Dickdarm
26 Herz
28 Absteigender Dickdarm
29 Mastdarm
34 Zwerchfell, Magengrube,
     Bauchdecke
49 Genital

Abbildung 22

Hüftgelenkbeschwerden

Eine Krankheit ergibt sich stets aus dem Zusammentreffen verschiedener Komponenten; denn die Konstitution, Disposition und die Erbanlagen sind von Mensch zu Mensch verschieden. Gerade beim Erscheinungsbild der Hüftgelenkerkrankungen zeigt sich, wie viele Faktoren dieses Krankheitsbild begünstigen. Es gibt wohl nie eine Arthrose, die nicht am Anfang mit entzündlichen Erscheinungen in der Gelenkkapsel einhergeht. Diese Kapselentzündungen äußern sich in der Regel durch Schmerzen in der Ruhephase, also nachts und verlangen nach Kälte. Erst im nachhinein, wenn das befallene Gelenk nur noch bei Belastungen schmerzt, z. B. beim Aufstehen nach längerem Sitzen, wenn das Verlangen nach Wärme im Gehen sich bemerkbar macht, äußert sich die Arthrose.

Im Gegensatz zu den entzündlichen Gelenkerkrankungen, der Arthritis, ist die Arthrose eine Folge jahrelangen Leidens, wobei mechanische Belastungen, wie schwere körperliche Arbeit, Übergewicht, Stoffwechselstörungen, Hormonstörungen und die üblichen Alterungsprozesse im Knorpelgewebe als Hauptursache in Frage kommen. Tritt nun zusätzlich eine geminderte Durchspülung und Durchwärmung im Hüftgelenk auf, so wird damit eine wesentliche Vorbedingung für die Hüftgelenkarthrose geschaffen. Im Gefolge der schlechten Durchblutung des Gelenkes kommt es zu Stoffwechselstörungen im Knorpelgewebe der Gelenkflächen, die zu Ablagerungen führen, wodurch die Gehbewegung behindert wird. Da dieses Gelenk ein Kugelgelenk ist, kann die Erkrankung die absonderlichsten Fehlstellungen erzeugen, die als Koxarthrose bezeichnet werden. Es entsteht das paradoxe Gefühl, das kranke Bein sei zu kurz geworden.

Heute weiß man, daß neben den erwähnten Hauptfaktoren auch noch andere das Leiden begünstigen. Ich denke hierbei an den Vitamin-D-

66

Mangel, der hervorgerufen wird durch längere Störungen im Darm-trakt, auch wenn der latenten Verstopfung mit Abführmitteln nach-geholfen wird. Da das „Knochenvitamin" D notwendig ist für die Resorption des Kalziums im Darm, d. h. für den Kalzium-Stoffwechsel, ist es verständlich, daß eine Mangelerscheinung die Krankheit eher begünstigt.

Ebenso dringend braucht der Arthrosekranke die Vitamine E und A. Das Vitamin E fördert die Durchblutung des austrocknenden kranken Gelenkes. Vitamin A ist wichtig für die Schleimhaut der Gelenkkapsel, die die Gelenkschmiere erzeugt. Bei allen Hüftgelenkerkrankungen, die noch nicht operativ zu erfassen sind, empfehle ich neben der er-wähnten Vitamin-Kur auch aufsteigende Fußbäder, Massagen zur Auf-lockerung der Oberschenkelmuskulatur, Trocken-Bürstenmassagen, Elektro-Akupunkturbehandlungen, Teekuren mit Teufelskrallentee und die gezielte Anwendung der Reflex-Heilmassage am Fuß.

Zweifellos könnten viele Kranke auf diese Weise eine rasche Heilung finden.

Behandlungsbeispiel:

- Abbildung 23
- ca. 15 Behandlungen

Ergänzende Maßnahmen:

- Kur mit Vitamin A, E und D
- Bäderkur, Massage, Gymnastik, Sauna, Sonnenbäder
- Homöopathie: Kalium carbonicum, Guajacum D 3, Cimifuga D 6
- Magnettherapie, vgl. „Magnettherapie – Selbstbehandlung", Frech-Verlag, Stuttgart

Hüftgelenkbeschwerden

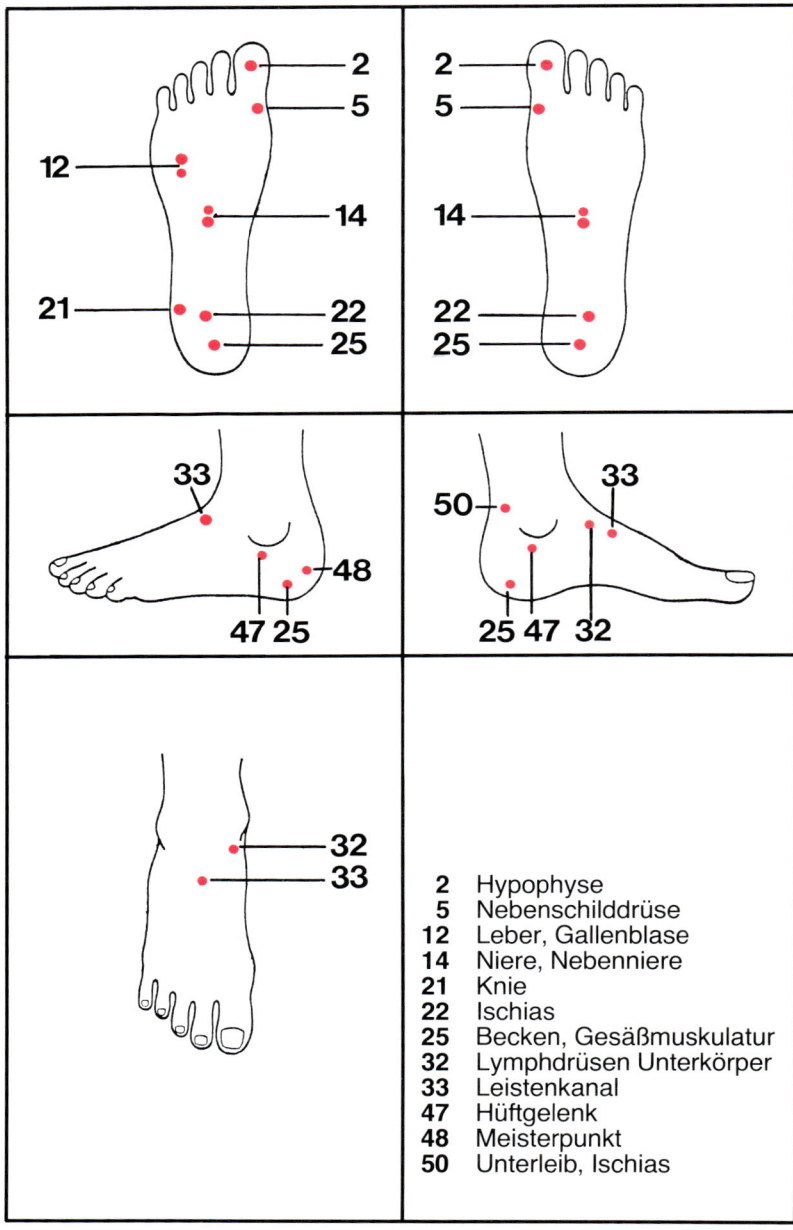

2 Hypophyse
5 Nebenschilddrüse
12 Leber, Gallenblase
14 Niere, Nebenniere
21 Knie
22 Ischias
25 Becken, Gesäßmuskulatur
32 Lymphdrüsen Unterkörper
33 Leistenkanal
47 Hüftgelenk
48 Meisterpunkt
50 Unterleib, Ischias

Abbildung 23

Gehörschwierigkeiten

Wenn Telefonleitungen vom Wind bewegt werden sirren sie oder, wenn Weingläser beim gesellschaftlichen Zuprosten aneinanderstoßen klirren sie. Die Saiten der Geige geraten durch Streichen in Schwingung und kommen damit zum Tönen. Diese Aufzählung ließe sich beliebig weiterführen, eines aber bleibt sich gleich: Es ist die rasche periodische Bewegung eines Schallerzeugers, die vom Ohr als Ton aufgenommen wird. Die Übertragung ans Hörorgan erfolgt dabei drahtlos durch die Luft. Dies ist bildlich zu verstehen: Luft als gasförmige Materie schwingt mit, und wie eine Welle im Wasser breitet sich darin die Schallwelle aus und kann so unsere Ohrmuschel erreichen.

Töne nehmen wir mit jedem Augenblick wahr: leise, helle, dunkle, tiefe, kurze Töne mit unterschiedlichem Klangcharakter und Volumen. Darüber hinaus erfüllt das menschliche Gehör die überaus wichtige Aufgabe, Ton-, Klang- und Geräuschstrukturen differenziert wahrzunehmen, wobei der Hörbereich etwa zwölf Oktaven entspricht. Zudem dient uns das Gehör zur eigenen Sprach- und Gleichgewichtskontrolle. Die Ohrmuschel sammelt die Schallwellen und leitet sie über den äußeren Gehörgang zum Trommelfell, welches das äußere vom mittleren Ohr trennt. Das Mittelohr (Auris media), oft auch Paukenhöhle genannt, liegt in einer Schädelknochenhöhle, in der sich drei Gehörknöchelchen: Hammer, Amboß und Steigbügel befinden, die die Energie der Schallwellen weiter auf die Labyrinthflüssigkeit übertragen. Während für die Schallaufnahme und -weiterleitung zu den Gehirnzentren das Cortische Organ in der Schnecke und der Hörnerv sorgen.

Durch die Eustachische Röhre ist das Mittelohr mit dem Nasen-Rachen-Raum verbunden. Dieser Gang dient dem Druckausgleich. Durch Gähnen oder leeres Schlucken merken Sie, wie sich der Druck im Mittelohr dem sich rasch verändernden Außendruck anpaßt, wenn Sie z.B. mit einer Seilbahn auf einen Berg fahren.

Als Komplikation eines Schnupfens oder einer Erkältung kann eine Infektion vom Nasen-Rachen-Raum ins Mittelohr gelangen und so zur häufigsten Ursache der Mittelohrentzündung werden. Diese Erkrankung bedarf einer sorgfältigen, fachärztlichen Behandlung.

Die Innenohr-Schwerhörigkeit ist in den meisten Fällen eine Alterskrankheit. Das Innenohr mit den feinen Nervenfasern des Hörnervs fällt durch eine „Verkalkung" einer degenerativen Schrumpfung anheim, die graduell verschieden ist. Je nachdem, wie weit sich die Gefäß-verkalkung entwickelt hat, treten Gehörstörungen in unterschiedlicher Stärke auf. Das Nachlassen der Hörfähigkeit ist in der Regel doppel-seitig und betrifft zuerst die hohen Töne. Hierbei handelt es sich um eine Schallempfindungs-Schwerhörigkeit, bei der sich zugleich ein lästiges Ohrensausen bemerkbar macht.

Eine andere Art von Schwerhörigkeit, deren Ursache auch im Innenohr liegt, ist die Menière-Krankheit, die von äußerst unangenehmen Sym-ptomen, wie Drehschwindel, Erbrechen, Ohrensausen begleitet wird. Durch Störungen des Flüssigkeitshaushaltes im Labyrinth können diese Beschwerden Sekunden, aber auch Stunden andauern. Nach dem An-fall bleibt meistens das einseitige Ohrensausen zurück, das zur Innen-ohr-Schwerhörigkeit führt.

Verschiedene Ursachen kommen hierfür in Frage: Infektionskrank-heiten, chemischer Medikamenten- und übermäßiger Nikotin- und Koffeinmißbrauch, Nervenstoffwechselstörungen, Gifteinwirkungen jeder Art usw. Die Behandlung der Innenohr-Schwerhörigkeit muß möglichst früh einsetzen, da durch Nachlässigkeit oft irreparable Schä-den entstehen. Nebst einer fachärztlichen Behandlung empfehle ich therapiebegleitend die gezielte Anwendung der Reflex-Heilmassage am Fuß, wobei auch andere Ursachen mitberücksichtigt werden müssen. So zeigt sich, daß bei Ohrengeräuschen (Tinnitus) oft auch andere Ursachen vorliegen, wie Nierenleiden, Erkrankungen der Hals-Wirbel-säule, Stressbelastungen, Blutdruckunregelmäßigkeiten, Darmerkran-kungen usw.

Behandlungsbeispiele:

- Abbildung 24
- ca. 20 Behandlungen

Ergänzende Maßnahmen:

- Kur mit Vitamin A, E und B 15
- Phytotherapie, Vinca minor Urtinktur 3 × 10 Tropfen täglich
- Akupressur
- Hals- und Nackenmassagen
- Homöopathie: Kalium chloratum D 4, Kalium jodatum D 2, Chi-ninum sulfuricum D 3
- Magnettherapie, vgl. „Magnettherapie – Selbstbehandlung", Frech-Verlag, Stuttgart

70

Gehörschwierigkeiten

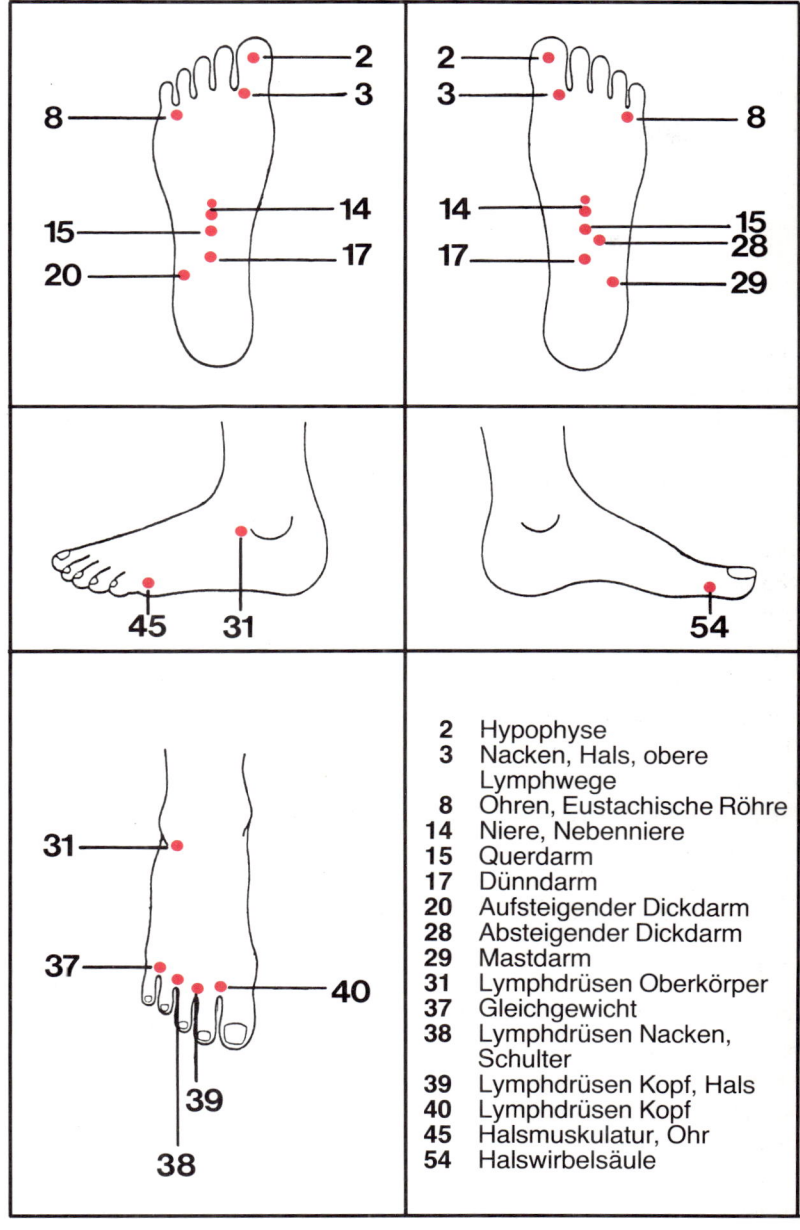

2 Hypophyse
3 Nacken, Hals, obere Lymphwege
8 Ohren, Eustachische Röhre
14 Niere, Nebenniere
15 Querdarm
17 Dünndarm
20 Aufsteigender Dickdarm
28 Absteigender Dickdarm
29 Mastdarm
31 Lymphdrüsen Oberkörper
37 Gleichgewicht
38 Lymphdrüsen Nacken, Schulter
39 Lymphdrüsen Kopf, Hals
40 Lymphdrüsen Kopf
45 Halsmuskulatur, Ohr
54 Halswirbelsäule

Abbildung 24

Kreuz- und Rückenschmerzen

Die Wirbelsäule des Menschen ist ein kompliziert aufgebauter biegsamer Knochenstab, wobei jeder einzelne Wirbelknochen entsprechend seiner Funktion unterschiedlich geformt ist. Die einzelnen Wirbelkörper haben eine Menge mechanische Belastungen auszuhalten; deshalb sind sie innerhalb der Gesamtstatistik veränderbar und anpassungsfähig. In ihrem Inneren befindet sich wohlbehütet das Rückenmark, gleichsam als Fortsetzung des Gehirns nach unten, das über Nervenleitungen die einzelnen Organe inneviert. Diese Nervenbahnen (Abbildungen 9) versorgen unsere Muskeln mit motorischen Befehlen und leiten sensible Empfindungen an das Gehirn zurück. Zu diesen Empfindungen zählt auch der Schmerz als Alarmsignal des Organismus vor unerwünschten Reaktionen.

Wie die meisten Schmerzen, so können auch Kreuz- und Rückenschmerzen das Alarmsignal für ernsthafte Krankheiten sein. Nierenerkrankungen, ebenso Erkrankungen des Verdauungstraktes äußern sich durch Schmerzen in der Lendengegend. Viele Frauen kennen das eigenartige Ziehen in der Kreuzgegend, welches von der Gebärmutter ausgeht. Diese anhaltenden Symptome können unter Umständen auf ein Myom hinweisen.

Natürliche Alterung des Knorpelgewebes und vorzeitiger Verschleiß durch einseitige Belastungen führen zu Erkrankungen der Bandscheiben (Abbildung 25). Schmerzen, die sich an der Wirbelsäule erst im Laufe des Tages bemerkbar machen und durch Niesen oder Husten ausgelöst werden, sichern in den meisten Fällen die Diagnose eines Bandscheibenvorfalls. Beim Hexenschuß (Lumbago) mit plötzlich auftretenden Kreuzschmerzen ohne Ausstrahlung ins Bein hinab, handelt es sich um Verschiebungen von Gewebe innerhalb der Bandscheibe, oder um eine Verlagerung von Bandscheibengewebe nach hinten, wo-

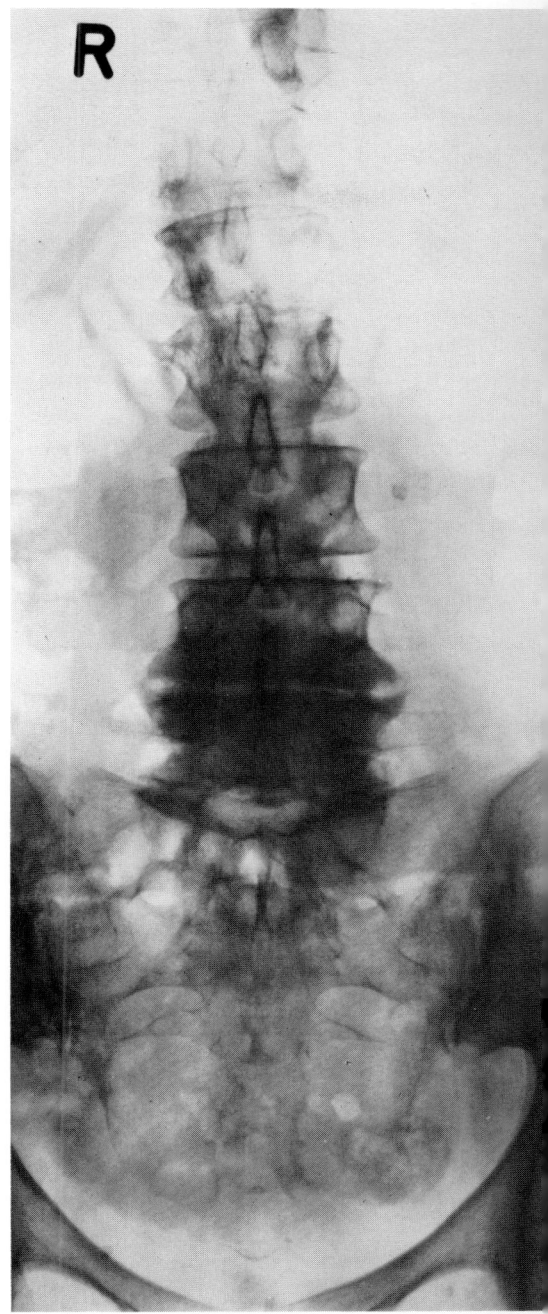

Röntgenbild

Bandscheibenabnutzung,
Wirbelverschiebungen usw.
verursachen Schmerzen
und führen u. a.
zu Muskelverkrampfungen.
Oft kann eine rechtzeitig
erkannte und korrigierte
Beinlängendifferenz
oder Sitzskoliose
(seitliche Verbiegung
der Wirbelsäule),
dem Betroffenen
viele Schmerzen ersparen.

Abbildung 25

73

bei es auf die schmerzempfindliche hintere Bandscheibenbegrenzung drückt. Ein seitlich gelegener Bandscheibenvorfall engt das Zwischenwirbelloch ein und drückt auf die Nervenwurzeln, wobei sich durch diese Reizung ein ausstrahlender Schmerz im Bein abwärts bemerkbar macht. Die Diagnose lautet dann Lumbagoischialgie. Bei diesen und ähnlich plötzlich auftretenden Beschwerden, die also nicht durch innere Erkrankungen hervorgerufen werden, ist die Anwendung der Reflex-Heilmassage am Fuß sinnvoll. Da ja Schmerzen bekanntlich zu Muskelverspannungen führen und somit erneute Schmerzen auslösen, so daß sich der Kreis „Schmerz–Muskelkrampf–Schmerz" schließt (Circulus vitiosus), sollte die Behandlung (Abbildung 26) rechtzeitig erfolgen.

In vielen Fällen alltäglicher Erscheinungen der Kreuz- und Rückenschmerzen handelt es sich oft um psychische Reaktionen, die zu Muskelverkrampfungen führen. Diese Verspannungen werden durch Haltungsfehler, sitzende Tätigkeit und durch auftretende Depressionen sehr verstärkt. Wie stark Seelenleben und Wirbelsäule miteinander in Beziehung stehen, ergibt sich schon aus der Vielzahl von Sprichwörtern des Volksmundes, die darauf Bezug nehmen: „Die Last des Lebens auf den Schultern tragen". „Gebeugt und gebrochen" usw.

Die Wirbelsäule und unsere Haltung geben uns Auskunft darüber, was uns im Leben widerfahren ist. Trotzdem darf man nicht den Fehler begehen, alle Haltungsschäden mit der Elle des Seelenarztes zu messen. So können auch andere Faktoren die Körperhaltung beeinträchtigen und gleichzeitig Schmerzen auslösen. Zum Beispiel: Chronische Entzündungen des Dickdarms, hervorgerufen durch chronischen Abführmittelmißbrauch, machen sich häufig als Kreuzschmerzen bemerkbar. Überanstrengungen und Übermüdung führen vor allem bei sensiblen Personen zu Verspannungen der Wirbelsäulenmuskulatur. Man kann diese Myogelosen (Verhärtungen) sehr gut ertasten. Auch durch das Tragen hochhackiger Schuhe, wobei das Becken nach vorne leicht abknickt, entstehen Kreuz- und Rückenschmerzen. Ebenso bei Übergewicht und Rheumatismus.

Gewiß wird die Wirbelsäule mit vielen Fehlhaltungen fertig, aber ist eine Einschränkung erst einmal eingetreten, so ist die Wahrscheinlichkeit groß, daß sich daraus echte Erkrankungen der Wirbelsäule ergeben, wie z.B. die Bechterew-Krankheit (Spondylarthritis) die entzündliche Wirbelsäulenversteifung. Diese Erkrankung tritt vorwiegend zwischen dem 15. und 40. Lebensjahr auf und befällt weit häufiger Männer als Frauen, etwa im Verhältnis neun zu eins.

Behandlungsbeispiel:

- Abbildung 26
- ca. 10 Behandlungen

Ergänzende Maßnahmen:

- Rosmarinbäder
- Rückenschwimmen
- Yoga
- Gymnastik, Rückenschaukel
- Akupressur, Partnermassage
- Homöopathie: Nux vomica D 6, Gnaphalium D 2
- Magnettherapie, vgl. „Magnettherapie – Selbstbehandlung", Frech-Verlag, Stuttgart

Kreuz- und Rückenschmerzen

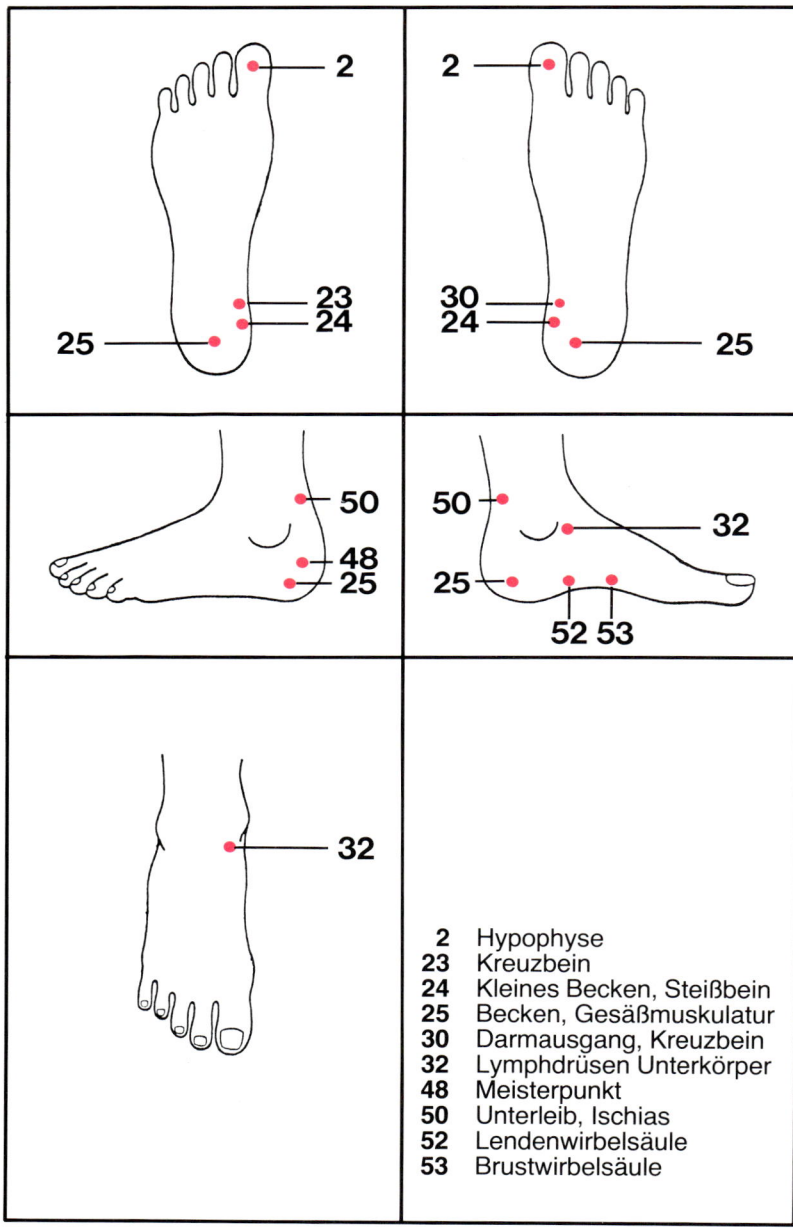

2	Hypophyse
23	Kreuzbein
24	Kleines Becken, Steißbein
25	Becken, Gesäßmuskulatur
30	Darmausgang, Kreuzbein
32	Lymphdrüsen Unterkörper
48	Meisterpunkt
50	Unterleib, Ischias
52	Lendenwirbelsäule
53	Brustwirbelsäule

Abbildung 26

Hals-, Nacken- und Muskelverspannungen

Muskelverkrampfungen der Hals- und Nackenmuskulatur sind eine der häufigsten Ursachen für Hinterhaupt-Kopfschmerzen und Schlaflosigkeit. Ganz genauso, wie die inneren Organe, unterliegt auch die Muskulatur dem Stoffwechsel. Jeder einzelne Muskel muß ständig gut durchblutet sein, damit er reibungslos funktioniert. Unsere Muskulatur übernimmt nicht nur die Bewegung des Skeletts, sie hat auch andere wichtige Aufgaben zu erfüllen. So z.B. befördert der Herzmuskel das Blut in die großen Gefäße. In den Bronchien steuert die Muskulatur den Luftaustausch, in den ableitenden Harnwegen und in der Harnblase bewirkt sie die Urinausscheidung. Auch im gesamten Verdauungstrakt befindet sich Muskulatur. Dort dient sie dem Weitertransport der Nahrung. Zudem wird durch die Muskulatur der Blutdruck reguliert. Diese vielseitige Aufgabe übernimmt das dehnbare und elastische Muskelgewebe in ausgezeichneter Weise. Dabei wird die Normalspannung, der Tonus, des einzelnen Muskels vom Körper nicht wahrgenommen.

Über- und Unterspannung treten in gleicher Weise, je nach dem Ort an dem sie bestehen, als Schmerz in Erscheinung. So empfinden wir nur die Abweichung der Spannung von der Normalspannung als schmerzhaft. Je nachdem, in welchem Segment die Störung vorliegt (vgl. Abbildung 1), wird eine so geartete Störung in der Sprache des betroffenen Organs beantwortet. Wie schon erwähnt, hat der englische Nervenarzt Dr. Henry Read nachgewiesen, daß alle inneren Organe reflektorisch mit bestimmten Zonen, den Segmenten, der Rücken- oder Dermatonenmuskulatur in Verbindung stehen. Deshalb können sich auch Erkrankungen von Herz, Leber, Galle oder Nieren durch druckschmerzhafte Punkte in den korrespondierenden Rückensegmenten und an den Fuß-Reflexzonen bemerkbar machen. Solche empfindlichen Druckstellen nennt man in der Fachsprache „effective spots".

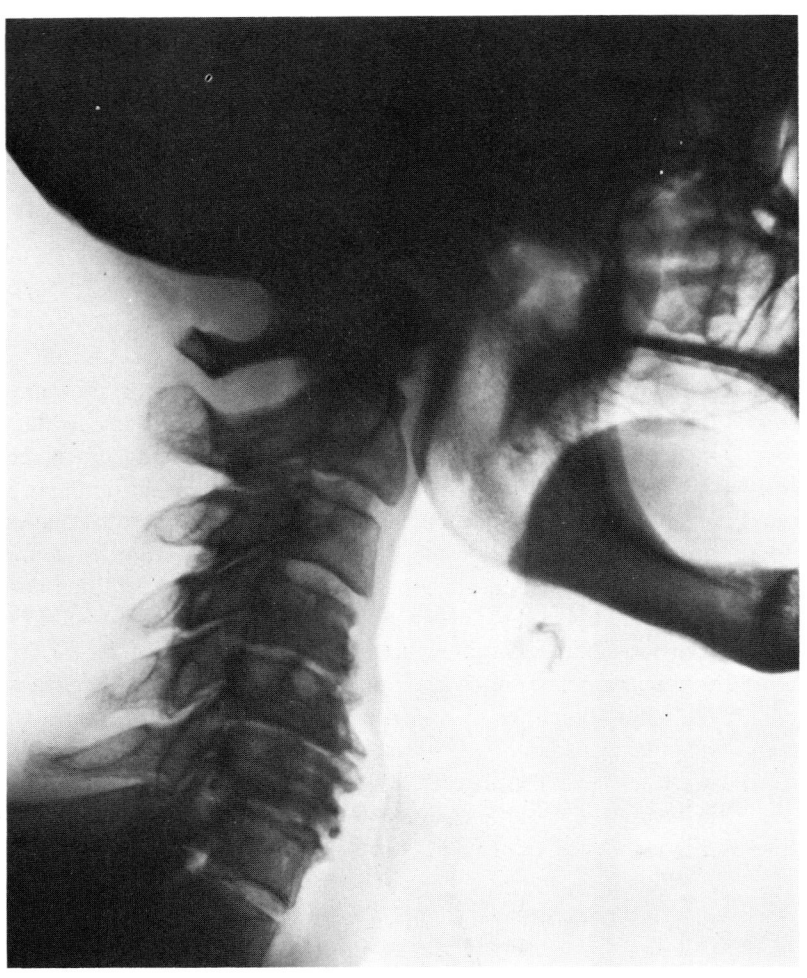

Muskelverspannungen im Nackenbereich
rufen vielfach Hinterhaupt-Kopfschmerzen,
Schulter- und Nackenbeschwerden hervor.
Diese Beschwerden können auch durch Verschiebung der Halswirbel und Abnützung
der Bandscheiben entstehen, wie dieses Rönt-
genbild zeigt.

Abbildung 27

Die Auswirkung von Störungen erfolgt nicht nur im Segment selber: Es gibt auch psychisch depressive Störungen auf der Grundlage von Muskelverspannungen. Denn der Ablauf unserer psychischen und geistigen Funktionen ist an die Körperlichkeit, das Grobstoffliche, gebunden. Wer sich innerlich verkrampft, läßt sich im wahrsten Sinne des Wortes „gehen". Daß viele seelische Störungen aus solchen elektrostatischen Vorgängen der Muskulatur und der Nerven resultieren, lehrte schon Alexander von Humboldt in seiner Schrift: „Über die gereizte Muskel- und Nervenfaser nebst Vermutungen über den chemischen Prozeß des Lebens in der Tier- und Pflanzenwelt".

Die Auswirkung einer solchen Störung, die anfänglich rein „funktionell" auf die Muskulatur und Nervenbahnen selbst beschränkt bleibt, führt im nachhinein bei fortgesetzter Einwirkung des krankmachenden Reizes zu einer organischen Umsetzung, die auf das entsprechende Organ und die Umgebung übergreifen kann. In den Partien der Hals-, Schulter- und Nackenmuskulatur z.B. kommt es dann zu den geschilderten Vorgängen, wobei der Trapezmuskel (M. trapezius) und der Kopfwender (M. sternocleidomastoideus) hauptsächlich in Mitleidenschaft gezogen werden. Dann entstehen plötzlich Hinterhaupt-Kopfschmerzen und Nackenschmerzen, die wiederum Schlafstörungen, Müdigkeit, Sehstörungen, Konzentrationsmangel und den spastischen Schiefhals (Torticollis spasticus) hervorrufen (Abbildung 27).

Nun beginnt der Teufelskreis (circulus vitiosus). Die verspannte Muskulatur führt zu einer Blutzirkulationsstörung, wobei sich Stoffwechselschlacken ablagern und sogenannte Myogelosen (Verhärtungen) bilden. Diese Verhärtungen sind dann die Ursache für vielerlei Erkrankungen, da sie die Nervenleitungen blockieren. Äußerlich sichtbar erkennt man solches Geschehen bei auftretenden juckenden Ekzemen und schmerzhaften Rhagaden (Einriße an der Haut), die das Gewebe reizen. Diese nervengebundene Gewebsveränderung, ebenso die knotige Muskelverhärtung, trotzen oft jeder Hals- und Nackenmassage, weil sie sehr schmerzhaft sind.

In diesen Fällen empfehle ich die Anwendung der Reflex-Heilmassage am Fuß, wobei es möglich ist, auf die meisten erwähnten Beschwerden einen günstigen Einfluß auszuüben.

Behandlungsbeispiel:

● Abbildung 28
● ca. 15 Behandlungen

Ergänzende Maßnahmen:

● Gymnastik: Schulterrollen, Schulter anheben und fallenlassen
● Lymphdrainage
● leichte Schulter- und Nackenmassagen
● Yoga und Atemtherapie
● Akupunktur
● Homöopathie: Magnesium phosphoricum, Passiflora D 6
● Magnettherapie, vgl. Hannemann „Magnettherapie – Selbstbehandlung", Frech-Verlag, Stuttgart

Hals-, Nacken- und Muskelverspannungen

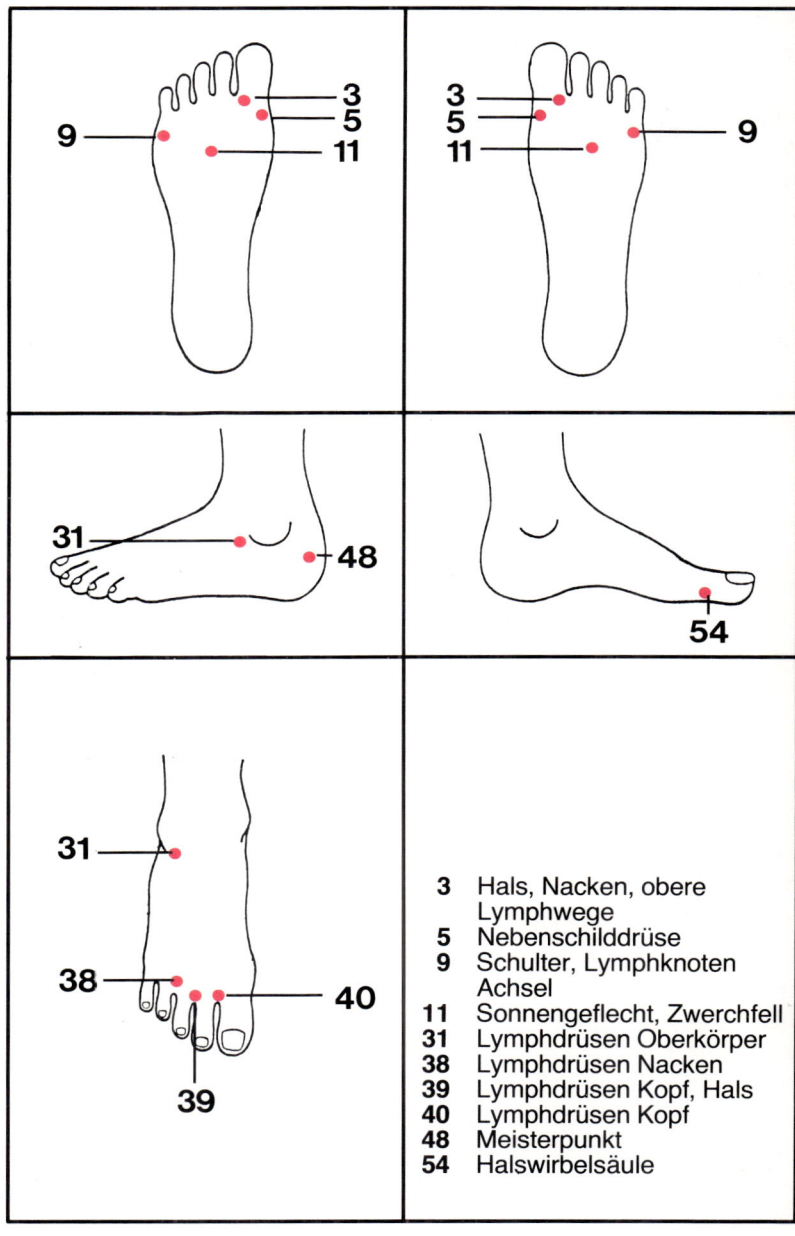

Abbildung 28

3 Hals, Nacken, obere Lymphwege
5 Nebenschilddrüse
9 Schulter, Lymphknoten Achsel
11 Sonnengeflecht, Zwerchfell
31 Lymphdrüsen Oberkörper
38 Lymphdrüsen Nacken
39 Lymphdrüsen Kopf, Hals
40 Lymphdrüsen Kopf
48 Meisterpunkt
54 Halswirbelsäule

Leber- und Gallenstörungen

Ein in der Mehrzahl der Fälle, d. h. mit statischer Sicherheit und Regelmäßigkeit, auftretendes Geschehen ist denkökonomisch gesehen geordnete Wissenschaft. Ganz anders liegen die Dinge aber, wenn man die exakten Naturwissenschaften auf den lebenden Organismus anzuwenden versucht. Hier muß man sich doch fragen, ob lebendige, nicht statische Abläufe in unserem Organismus überhaupt voll meßbar sind. Gewiß gibt es in der Medizin viele Methoden, aufgrund deren gewonnene Resultate Schlußfolgerungen möglich sind, in der Weise, daß die Gesetze der Physik und Chemie sich aus dem komplexen Geschehen der Bio-Energetik und Biologie durch Simplifikationen ableiten lassen. Nicht umgekehrt!

Gerade im Bereich der Leber, in diesem komplexen Stoffwechselgeschehen, zeigt sich die Unzulänglichkeit einer ganzheitlichen Analyse. Denn im Vergleich zu allen Laboratorien, die von Menschenhand geschaffen wurden, ist die Leber ein unübertreffliches Wunderwerk der Schöpfung. Es geschieht kaum eine lebensnotwendige Leistung in unserem Körper, die nicht in irgendeinem Zusammenhang mit der Leber steht. Daraus ergibt sich ihre enorme Komplexität. Sie sorgt durch zahlreiche, in sich verschiedenartige chemische Vorgänge dafür, daß alle anderen Organe zuverlässig arbeiten. Als Entgiftungsorgan ist sie die große „Kläranlage" und zugleich der wichtigste Nährstoffspeicher unseres Körpers.

Die Nieren könnten den sogenannten Reststickstoff nicht ausscheiden, wenn ihn nicht die Leber zuvor in Harnstoff umwandeln würde. Die Leber produziert den Gallensaft, der zur Nahrungsverdauung und Körperreinigung unerläßlich ist. Ebenso verwandelt sie Kohlenhydrate in Fette und speichert sie als Energiereserven, die je nach Körperleistung wieder abgegeben werden. Durch Umwandlung der organischen Aminosäuren in Albumin ermöglicht sie dem Organismus den Ausgleich zwischen Wasser und Salz, ohne den er nicht lebensfähig wäre.

Mit den Einrichtungen ihres Mikro-Laboratoriums bewirkt sie die Blutgerinnung bei Verletzungen. Auch speichert sie die nötigen Vitamine zur Blutbildung im Knochenmark und sorgt dafür, daß unser Herz, unsere Blutgefäße und Nervenzellen funktionstüchtig bleiben. Es bedarf bei dieser unvollständigen Aufzählung nur wenig Phantasie, sich vorzustellen, was dieses Einzelorgan, die Leber, alles leisten kann und muß. In Anbetracht der zahlreichen Funktionen, die von der Leber ausgeübt werden, ist es verständlich, daß eine Störung in diesem komplizierten System auch Ursache einer Vielzahl von Erkrankungen an einer anderen Stelle im Organismus sein kann. Was nehmen wir nicht alles täglich an Giftstoffen in der Nahrung zu uns, die die Leber verarbeiten muß. Abgesehen von den versteckten Giften, die durch die Nahrung unbewußt dem Körper zugeführt werden, wird unser „Zentrallaboratorium" überlastet durch alkoholische Getränke, durch Koffein, Umweltgifte und chemische Arzneimittel, die mit der Zeit zu einer ständigen Überbeanspruchung der Leber führen. So ist es nicht verwunderlich, daß gerade heute die Leber- und Gallenerkrankungen stürmisch auf dem Vormarsch sind, wobei falsche Eßgewohnheiten, Übergewicht, Bewegungsmangel und Stress die Krankheitsanfälligkeit fördern.

Bei all den sich daraus ergebenden Erkrankungen ist deshalb eine rechtzeitige Ganzheitstherapie unbedingt erforderlich. Denn ist erst einmal die Leber so weit geschädigt, daß eine Leberzirrhose (Schrumpfleber) diagnostiziert wird, gibt es kaum noch Rettung und Heilung. – Aber so weit darf es gar nicht kommen. Hier gilt es, mit gesundem Menschenverstand das Übel an der Wurzel zu packen, bevor sich die ersten Beschwerden bemerkbar machen. Jede Störung in diesem komplizierten Stoffwechselgeschehen ist ein Hinweis auf eine sich anbahnende Unordnung in unserem Organismus.

Als besonders intensiv empfundener Schmerz wird die Gallenkolik wahrgenommen, die durch Drucksteigerung in der Gallenblase entsteht. Ist die Ursache keine Gallenstauung, können Gallensteine die Kolik hervorrufen. So entwickelt sich innerhalb weniger Minuten ein kaum erträglicher Schmerz, der von großer Übelkeit und einer Spannung im rechten Oberbauch begleitet wird. Je nach Ursache kann er unterschiedlich lange anhalten. Sind keine entzündlichen Komplikationen mit im Spiel, wird der Schmerz rasch wieder abklingen und sich evtl. bei einem erneuten Diätfehler, bei Aufregung und Ärger wieder bemerkbar machen.

Da kolikartige Schmerzen auch von der Leber selbst ausgehen können und Symptome der Gelbfärbung der Haut, auch im Augenweiß, hervorrufen, ist eine ärztliche Behandlung in jedem Fall unbedingt erforderlich. Die Behandlung der Leberentzündung (Hepatitis) ist oft sehr langwierig und schwierig. Bei der epidemischen Hepatitis bricht die Krankheit zwei bis sechs Wochen nach einer Infektion aus. Bei der Serum-Hepatitis liegt die Infektion bei Ausbruch der Erkrankung viel länger zurück. Unter Umständen können sechs, sogar acht Monate dazwischen liegen. Bei den meisten Lebererkrankungen werden bestimmte Enzyme im Blut in erhöhter Form angetroffen. Es handelt sich dabei um die sogenannten Transaminasen, die die Diagnose weitgehend sichern. An der Höhe der Transaminasen, sowie anhand des weiteren Verlaufes, kann man heute ziemlich genau sagen, ob eine akute oder eine chronische Leberentzündung, eine Fettleber oder eine Leberzirrhose vorliegt.

Im Gegensatz zu der akuten Virushepatitis, die auch durch sexuelle Kontakte hervorgerufen werden kann, sind die Beschwerden bei der chronischen, schleichenden Leberentzündung nicht sehr typisch. In den meisten Fällen macht sich eine ständige Müdigkeit bemerkbar. Ebenso treten Übelkeit und Oberbauchschmerzen auf, seltener Appetitmangel, Juckreiz und rheumaartige Gelenkschmerzen. Oft liegt als objektiver Untersuchungsbefund eine vergrößerte Leber vor, wobei der Urin eine dunklere Farbe annimmt. Vielfach ist auch die Milz vergrößert und der Stuhl von heller Farbe.

Trotz der vielen buntschillernden Reklamen in bezug auf die unzähligen Leberschutzpräparate, die meistens die Leber noch zusätzlich belasten, kann ich aus meiner Erfahrung sagen, daß jede einseitige chemotherapeutische Leber- und Gallentherapie sinnlos ist, wenn dabei nicht gleichzeitig das Grundübel, die vielen Laster, die die Leberfunktion zerstören, ausgemerzt werden. Hier zeigt sich der Arzt oder der Behandlungsgehilfe des Patienten! Denken Sie daran, daß jede prophylaktische Therapie immer sinnvoller ist, als das Auskurieren einer Krankheit. Sind die ersten Anzeichen einer Leber- und Gallenstörung schon gegeben, heißt es zuerst einmal den Körper richtig zu entschlacken, bei einer angemessenen Diät. Jeder Alkohol- und Koffeingenuß ist unbedingt zu vermeiden. Biologischen Arzneimitteln sollte man vor den chemischen Präparaten den Vorrang geben, denn sie sind eher in der Lage, die Beschwerden zu beheben. Zugleich empfehle ich die Anwendung der Reflex-Heilmassage am Fuß, die jedoch bei vorliegenden Gallensteinen äußerst vorsichtig angewandt werden muß, da starke Reize unter Umständen eine Gallenkolik auslösen können.

Behandlungsbeispiel:

- Abbildung 29
- ca. 30 Behandlungen

Ergänzende Maßnahmen:

- Leber- und Gallendiät
- Stuhlgang regulieren
- Schwedenbitter
- Homöopathie: Carduus marianus, Chelidonium, Natrium sulfuricum D 6
- Magnettherapie, vgl. Hannemann „Magnettherapie – Selbstbehandlung", Frech-Verlag, Stuttgart

Leber- und Gallenstörungen

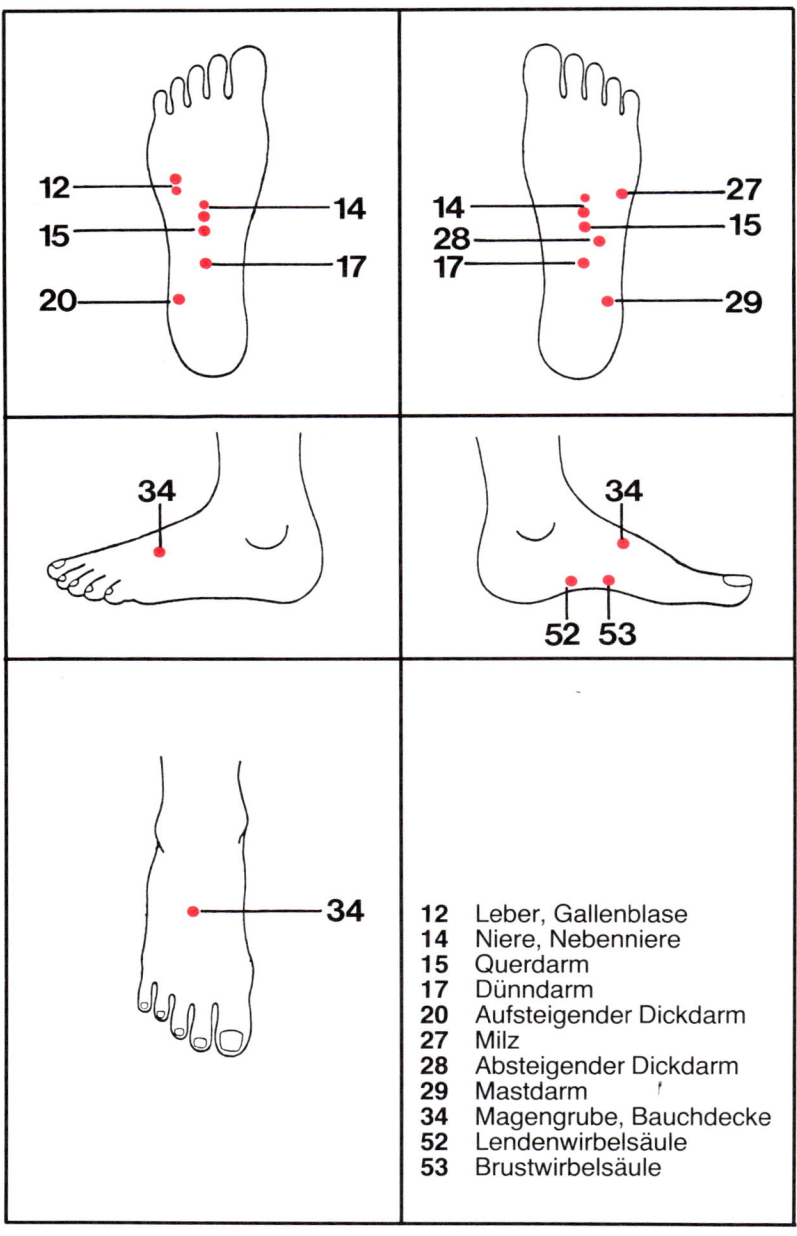

12 Leber, Gallenblase
14 Niere, Nebenniere
15 Querdarm
17 Dünndarm
20 Aufsteigender Dickdarm
27 Milz
28 Absteigender Dickdarm
29 Mastdarm
34 Magengrube, Bauchdecke
52 Lendenwirbelsäule
53 Brustwirbelsäule

Abbildung 29

Energiemangel

Wie die kostbare Perle, die in der Muschel nur mühsam durch mahlende Reibung entsteht, entwickelt sich in unserem Körper die Psyche als Gegenpol der grobstofflichen Körperlichkeit. Daß wir in unserem Leben karmischen Prüfungen unterliegen, weiß jeder, der dem Geschehen in seiner Entwicklung Aufmerksamkeit beimißt. Kein Mensch bleibt vom völligen Auf und Ab seines Wohlbefindens verschont. Wir alle sind externen und internen Rhythmen unterworfen, die ebenso eine Parallele zum Makrokosmos der Natur aufweisen. Immer gibt es eine Aktion und eine Reaktion, ein Vorwärtsschreiten und ein Zurückgehen, ein Steigen und Fallen. Dieses Gesetz der Polarität, des Yin und Yang, wie es die Chinesen bezeichnen, offenbart sich im Entstehen und Vergehen von Welten, im Leben aller Dinge und ebenso in den geistigen, seelischen und körperlichen Seinsebenen des Menschen. Wenn wir uns selber ein wenig beobachten, erkennen wir, daß es Tage gibt, an denen uns nichts von der Hand geht, wir sind gereizt oder niedergeschlagen und können uns nicht konzentrieren. Manchmal fühlen wir uns auch müde und krank. Andererseits erleben wir Tage, an denen wir sozusagen vor Lebensfreude sprühen. So gibt es viele Faktoren, die unser Allgemeinbefinden beeinflussen. Zum Beispiel der körpereigene Biorhythmus, er spiegelt die wahrnehmbare Ebbe und Flut unserer Lebensenergie wider.

Als „Chi" bezeichnen die Chinesen diese Lebensenergie, als „Ki" die Japaner und als „Baraka" die Perser. Das, was die alten Alchimisten als Merkur ansprachen, jenes der an sich toten Materie bis in die kleinste Zelle innewohnende, sich erst belebende Wachstum und Keimkraft wirkende Weltenergie-Prinzip, ist identisch mit dem indischen „Prana", der Lebenskraft. Durch diese Ansammlung von „Prana" wird nicht nur der physische grobstoffliche Körper gekräftigt, auch das Gehirn erhält einen verstärkten Zustrom von Energie, und somit entwickeln sich neue Fähigkeiten und psychische Kräfte, die in unserem Körperinneren verborgen lagen.

Außer in der Physik gibt es keine schulmedizinischen Beweise dafür, die die Theorie des bio-energetischen Kraftreservoirs eindeutig belegen könnten. Die Vorstellung, daß sowohl psychische Zustände als auch die biochemischen Vorgänge spezielle Formen eines Energiekontinuums sind, in dem der Geist eine Substanz oder Energie ist, wird heute von vielen Fakten gestützt. Ergebnisse psychokinetischer Untersuchungen und statistische Auswertungen aus ASW-Untersuchungen (Experimente außersinnlicher Wahrnehmungen) lassen aufhorchen: „Alle lebenden Zellen produzieren eine unsichtbare Strahlung."

In der heutigen Zeit macht sich gerade in diesen Grenzbereichen der Naturwissenschaften ein Umdenken bemerkbar. Es erscheint mir nicht verwunderlich, daß auch die vom Kommunismus hoch eingestuften Wissenschaftler, materialistisch geschulte Leute also, sich sogar in ihren offiziellen Forschungsprogrammen mit der Bioenergetik und der Biokommunikation beschäftigen.

So entwickelte das russische Forscherehepaar Semyon und Valentina Kirlian die Methode der nach ihnen benannten Kirlian-Fotografie. Diese Technik der Hochspannungsfotografie, die ich für meine private Forschungsarbeit im Bereich der chinesischen Akupunktur-Meridianlehre benutze, sowie zur Ermittlung psycho-kutaner Reflexe, nach dem italienischen Neurologen Prof. Dr. Calligaris, läßt sich als physiologisches und als psychologisches Mittel zur Messung der Lebenskraft (Abbildung 30) einsetzen.

Mit dieser Kirlian-Technik lassen sich Feststellungen von Krankheiten an der Fingerspitzenkorona ermitteln, bevor körperliche Symptome auftreten. Psychoanalytiker können die Kirlian-Koronafotografie ebenso benutzen, um sich über die Fortschritte ihrer Patienten auf dem laufenden zu halten. Denn jede psychische Störung (Alteration) führt zu Energieblockaden, die ähnlich wie Störungen in den Segmentabschnitten, an den Fuß-Reflexzonen oder an den Akupunktur-Meridianverläufen auf bevorstehende Erkrankungen hinweisen.

Aus dieser Sicht ist unser Körper, unsere Gedanken, Gefühle und der Geist einander durchdringende Energiestrukturen. Sie sind nicht voneinander getrennt. Wegen ihrer unterschiedlichen Eigenschaften treten sie nur energetisch in anderer Form in Erscheinung. Was wir sind, ist das Ergebnis dessen, was wir gedacht haben; es liegt in unseren Gedanken begründet, und es ist auf unsere Bio-Energie aufgebaut. Unsere funktionelle Bio-Energie kann uns also fördern oder blockieren. „Energiemangel", Müdigkeit und Lustlosigkeit sind die daraus resultierenden Folgen – der erste Schritt zur Krankheit.

Kirlianfotografie der linken Zehenspitzenkorona

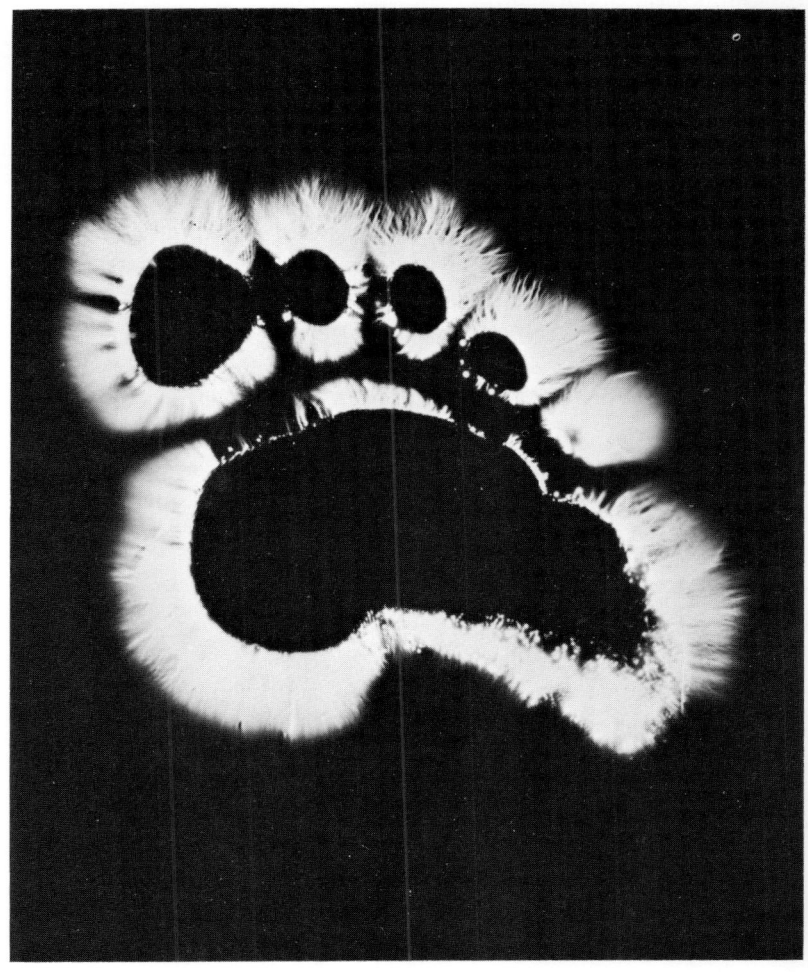

Diese Kirlian-Elektrofotografie, auch Aurafotografie genannt, zeigt sehr deutlich die Zehenspitzenkorona. Die strahlenartige Bio-Energie ist nicht elektrisch,
verhält sich aber ähnlich wie Elektrizität. Sie ist positiv und negativ polarisiert
und verändert sich ständig bei Stimmungsschwankungen, Umwelteinflüssen,
mentalen Störungen, physischen Krankheiten usw. Eine Hand-Aufnahme läßt
sich ebenso wie diese Fuß-Aufnahme für diagnostische Zwecke auswerten.

Die auf Abbildung 30 aufgeführten Reflexzonen stimulieren Ihr Rückenmark und Ihr Nervensystem. Die Reflexzonenmassage der Hypophyse (Hirnanhangdrüse) normalisiert das Wohlbefinden und fördert ihre Funktionen. So ist die Hypophyse als oberstes „Zentralorgan" neben ihrer hormonellen Verteilung auch für unsere Vitalität zuständig. Sie reagiert auf eine große Zahl von Störungen, die unser Wohlergehen bedrohen. Diese Störungen sind in unseren täglichen Lebensrhythmen zahlreich. Stress zum Beispiel, die verstresste Energie, führt zu einem Energieverlust, zu Energieblockaden, die sich in buntschillernden Krankheitsbildern widerspiegeln. Die größte Belastung unserer Vitalität sind die Unlustgefühle. Sie können Reizwirkungen praktisch auf alle Organe und Hormondrüsen ausüben, wobei eine rechtzeitige Reflex-Heilmassage am Fuß diese Störungen eliminiert.

Behandlungsbeispiel:

- Abbildung 30
- ca. 10 Behandlungen

Ergänzende Maßnahmen:

- Yoga und Atemtherapie
- Kneipp-Blitzgüsse
- Akupunktur
- Magnettherapie, vgl. Hannemann „Magnettherapie – Selbstbehandlung", Frech-Verlag, Stuttgart

Energiemangel

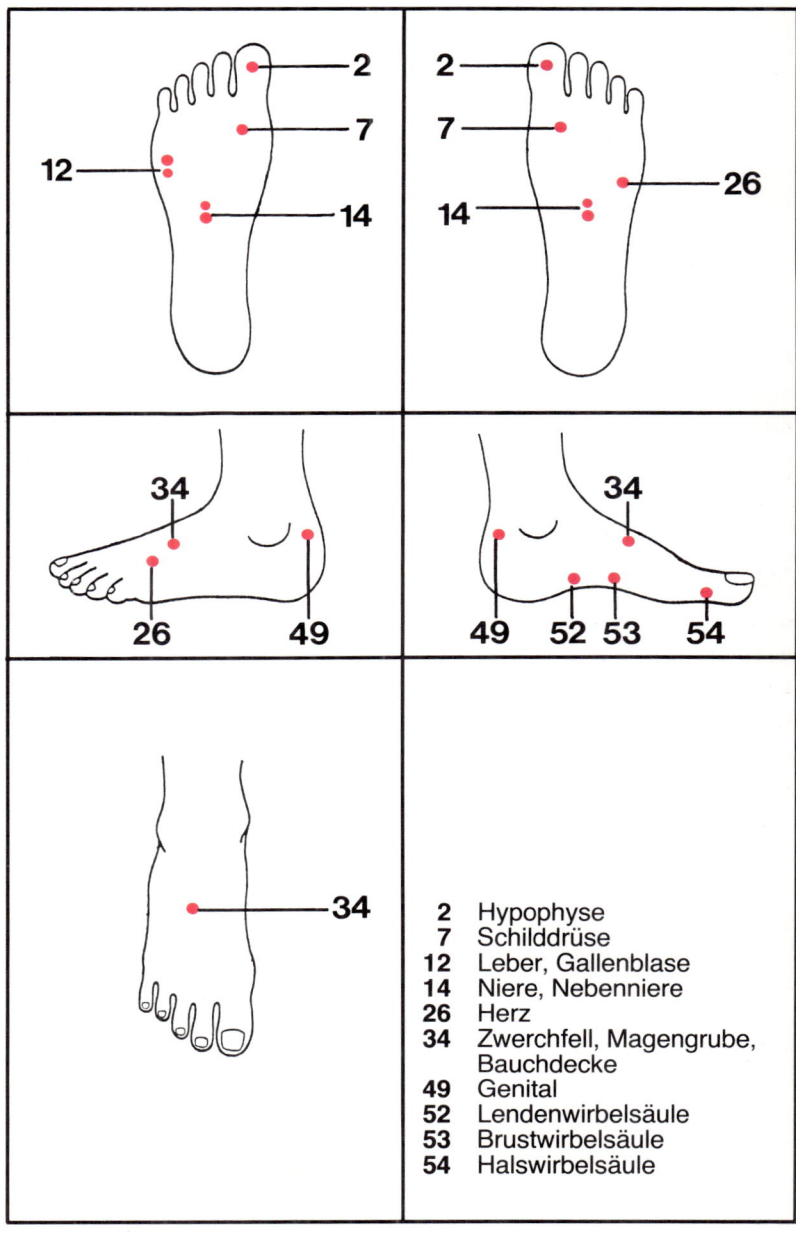

2	Hypophyse
7	Schilddrüse
12	Leber, Gallenblase
14	Niere, Nebenniere
26	Herz
34	Zwerchfell, Magengrube, Bauchdecke
49	Genital
52	Lendenwirbelsäule
53	Brustwirbelsäule
54	Halswirbelsäule

Abbildung 30

Grüner Star

Auf sehr langen Umwegen kommt man heute in der Medizin darauf zurück, daß sich viele Erkrankungen der Sinnesorgane nur auf dem indirekten Weg über die Beeinflussung des Stoffwechsels bessern oder heilen lassen. Denn bei jedem Krankheitsgeschehen ist nicht nur ein Organ erkrankt, sondern der gesamte Organismus in Mitleidenschaft geraten. Diese scheinbar banale Wahrheit ist sehr alt und gerade heute wieder aktuell, nachdem sich in den letzten Jahren auch die Schulmedizin vermehrt mit der östlichen Erfahrungsheilkunde und der traditionellen Naturheilkunde auseinandergesetzt hat.

Das östliche Ganzheitsprinzip sagt aus, daß eine ungestörte Zirkulation der Lebensenergie nur in einem gesunden Körper garantiert ist. Jede Abweichung von diesem Fließgleichgewicht führt primär zu einer energetischen Störung, worauf eine echte Organerkrankung folgt.

Bei den Erkrankungsformen, die unter der Bezeichnung Glaukom – „Grüner Star" – zusammengefaßt werden, handelt es sich vordergründig um eine Steigerung des Druckes im Inneren des Auges, die mit schädigenden Rückwirkungen auf den Sehnerv, die Netzhaut und die Augenblutgefäße einhergeht. Ein normaler Augeninnendruck von 15,5 mm Hg entsteht durch den stetigen Zu- und Abfluß des Kammerwassers, wobei der Druck selber konstant bleibt. Jede intraokulare Druckschwankung wird vom gesunden Auge durch gegenregulatorische Kräfte sofort wieder ausgeglichen. Wenn nun der Druck im Auge ansteigt, z. B. auf Werte von 23 mm Hg bis 60 mm Hg, bleibt diese Drucksteigerung auf die Dauer nicht ohne Rückwirkungen auf die Sehnervmündung am Augenhintergrund. Das Sehvermögen wird erheblich eingeschränkt; es kann sogar zur Erblindung führen.

In der Regel äußert sich ein Glaukom-Anfall durch Vorboten, die mit starken Kopfschmerzen und Übelkeit einhergehen. Meistens ist dabei die Augenbindehaut gerötet, die Hornhaut leicht getrübt und grünlich schimmernd, wobei gleichzeitig die Pupille weit und reaktionslos bleibt. Typisch ist das Gefühl, als würde man durch einen Schleier von Regenbogenfarben sehen. Diese Symptome müßten eigentlich genügen, um unverzüglich einen Augenarzt aufzusuchen. Hierbei darf keine Stunde verzögert werden!

Mit Hilfe von Tropfen kann man heute den Augeninnendruck senken. Sehr oft ist es möglich, auf lange Sicht so den „Grünen Star" in Schranken zu halten. Oftmals ist eine Operation unumgänglich. Bei der derzeitigen Operationstechnik ist dies allerdings ein Eingriff, der keine großen Belastungen mit sich bringt. Der Augendruck muß allerdings auch im nachhinein immer wieder kontrolliert werden. Unter Umständen muß eine Operation wiederholt werden. Gerade in diesen chronischen Fällen zeigt sich, daß neben der medikamentösen Behandlung eine gezielte Anwendung der Reflex-Heilmassage am Fuß oftmals eine wirksame Hilfe ist. Ich möchte betonen, daß dieses Anwendungsbeispiel als Ausgangsbasis gedacht ist. Bei Diabetes, metabolischen Stoffwechselstörungen, bei Erkrankungen der Halswirbelsäule usw., muß die Reflex-Heilmassage am Fuß von Fall zu Fall ergänzt werden.

Behandlungsbeispiel:

- Abbildung 31
- ca. 30 Behandlungen

Ergänzende Maßnahmen:

- Augengymnastik Bates-Methode
- Lymphdrainage
- Hals- und Nackenmassagen
- Akupunktur und Akupressur
- Homöopathie: Ruta, Atropinum sulfuricum D 6, Naphthalinum D 3
- Magnettherapie, vgl. „Magnettherapie – Selbstbehandlung", Frech-Verlag, Stuttgart

Grüner Star

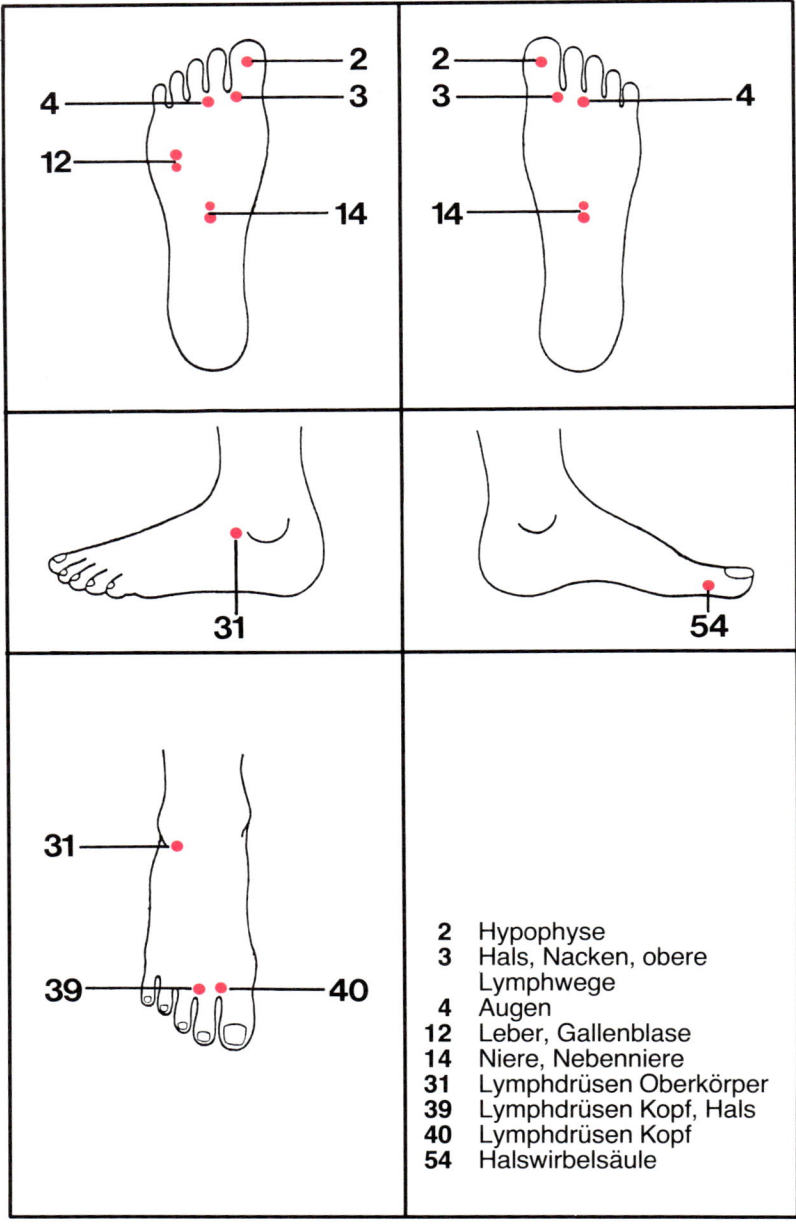

2 Hypophyse
3 Hals, Nacken, obere
Lymphwege
4 Augen
12 Leber, Gallenblase
14 Niere, Nebenniere
31 Lymphdrüsen Oberkörper
39 Lymphdrüsen Kopf, Hals
40 Lymphdrüsen Kopf
54 Halswirbelsäule

Abbildung 31

Wetterfühligkeit

Wetter und Klima sind von grundlegender Bedeutung für die Entstehung und Entwicklung von Leben überhaupt. Jedes Lebewesen – Mensch, Tier und Pflanzen – wird im engen Rahmen seiner klimatischen Umgebung meteorologischen Witterungsreizen ausgesetzt, die gleichsam als Gradmesser der individuellen Gesundheitslage dienen. Entsprechend der Konstruktion und Disposition (Anfälligkeit) reagiert der Mensch unterschiedlich auf diese externen Reize, und zwar genau an der Stelle, wo der Körper sein schwächstes Organ (Locus minoris resistentiae) aufweist. Schwache oder durch Krankheiten geschwächte Organe haben allgemein eine geringere Trennschärfe gegenüber Umweltreizen. Sie sind deshalb für Störimpulse besonders empfänglich und verarbeiten sie pathogen, d. h. krankheitsfördernd. Das jetzt labilisierte Fließgleichgewicht im Körper löst eine ganze Kette von biochemischen Funktionsstörungen aus, wodurch der gesamte Organismus erheblich beeinflußt wird.

Bei extremen Wetterphasen senden zum Beispiel elektromagnetische Wechselfelder mehr oder weniger starke biotrope Impulse aus, auf die der Körper dann je nach „Wetterfühligkeit" mit einer vermehrten Hormonausschüttung, dem Serotonin, reagiert, bei gleichzeitiger Verminderung von Adrenalin und Noradrenalin. Je nach Ausgangslage des Kreislaufes kommt es dann zu Störungen, die auch auf das Zentralnervensystem übergreifen.

Serotonin und Adrenalin sind körpereigene Hormone, aber echte Gegenspieler. Haben wir zuwenig Adrenalin, dafür mehr Serotonin, reagiert unser Organismus auf dieses Ungleichgewicht empfindlich. Nervöse Erregungszustände, Kopfschmerzen, Migräne, Müdigkeit, Herz- und Kreislaufbeschwerden, Schlafstörungen, Rheumaschmerzen, Konzentrationsschwäche usw., um nur einige Auswirkungen zu nennen, machen sich bemerkbar. Es bleibt kaum ein Bereich des menschlichen Körpers vom „Wetterstress" verschont, wobei die Auswirkungen und Empfindungen sehr unterschiedlich sind. Das liegt dann an der augenblicklichen physischen und psychischen Konstitution des einzelnen.

Frauen leiden viel häufiger unter Wetterfühligkeit als Männer, besonders in den Wechseljahren. Ebenso weiß man heute, daß ein Wetterumschlag das Operationsrisiko erhöht, weil der Kreislauf labiler ist und zugleich die Blutgerinnungsfähigkeit herabgesetzt wird.

Solche und ähnliche Beobachtungen lassen sich in vielen Lebensbereichen feststellen. Ich denke dabei an die Zunahme von Verkehrsunfällen, an Stimmungsschwankungen, die zur Depression führen und unter Umständen sogar Effekthandlungen wie Mord und Selbstmord begünstigen.

Einer der prominentesten Wetterfühligen war der Philosoph Friedrich Nietzsche. Als Auslöser seiner quälenden Wetterabhängigkeit zog er die atmosphärische Elektrizität in Betracht. Es handelt sich hierbei um elektromagnetische Störungen atmosphärischen Ursprungs, in der meteorologischen Fachsprache „Sferics" genannt, deren langwellige Schwingungen sich im Raum mit Lichtgeschwindigkeit ausbreiten und zudem durch elektrische Entladungen, wie Erdblitze, erzeugt werden. Sogenannte stille Entladungen, die pro Tag millionenfach über unserem Planeten stattfinden, rufen den gleichen Effekt hervor.

Diese Weltgewittertätigkeit erzeugt ein luftelektrisches Gleichfeld, das nicht überall dieselbe Verdichtung und Stärke aufweist. Das hängt sehr von der Höhenlage ab, in der man sich befindet, ebenso auch von der Ionenkonzentration. Diese Ionen, die Bezeichnung kommt aus dem Griechischen und bedeutet so viel wie „bewegliche Elektronen-Teilchen", haben einen positiven oder negativen Charakter. In höheren Lagen steigt die Zahl der gesundheitsfördernden kleinen negativen Ionen. Dagegen liegt in den Städten eine höhere Konzentration von positiven Ionen vor. Dieses Ungleichgewicht wird durch die starke Luftverschmutzung hervorgerufen, wobei die negativen Ionen durch Schmutzpartikel vernichtet werden.

Im freien Mittelfeld mißt man pro Kubikmeter zwischen 5000 positive und 4000 negativ geladene Luft-Ionen. Allerdings variiert das Verhältnis je nach Reinheitsgrad der Luft, Stärke der Niederschläge, Nebel, Dunst, Smog, den Wetterlagen usw.

Bei Föhn z.B. gibt es ein totales Ungleichgewicht durch Friktionen der Luftströmungen, die durch das Überwehen des Gebirges entsteht. An der Luvseite wird mehr Feuchtigkeit abgegeben. Im Lee, wenn die Luftmassen wieder fallen, erwärmen sie sich bei gleichzeitiger Verdichtung von kleinen positiven Ionen. Ein solcher plötzlicher Föhneinbruch kann für Menschen mit schwachem Herzen und labilem Kreislauf Folgen haben. Denn unsere Vitalkraft ist von der Konzentrationsstabilität der Luft-Ionen abhängig. Um den wetterabhängigen, den meteorotropen Allgemeinbeschwerden entgegenzuwirken, empfehle ich vermehrt Spaziergänge bei Wind und Wetter. Diese Abhärtung an der frischen und sauberen Luft in Wäldern und Höhenlagen, ideal bei 1300 m ü. M., trägt zur Anregung des Kreislaufes bei.

Ebenso können Wasseranwendungen nach Kneipp, wie heiße und kalte Wechselduschen, oder Trockenbürstenmassagen des Körpers die Blutzirkulation fördern. So ist die beste Vorbeugung immer noch eine vernünftige natürliche und naturnahe Lebensweise. Denn das Wetter an sich ist ja auch etwas Natürliches. Wenn wir uns nicht von der Natur entfernen, werden wir kaum unter „Wetterfühligkeit" leiden müssen. Da jedoch nicht jedermann auf „Du und Du" mit der Natur steht, ist es wichtig, für einen Ausgleich zu sorgen.

Kurzfristig gesehen, sollte man als „Wetterfühliger" während der kritischen Wetterperiode körperliche Überanstrengungen, wie Stress, meiden und öfter mal eine entspannende Ruhepause einlegen. Unterstützend gegen alle Symptome, die sich bei starken Wetterschwankungen bemerkbar machen, empfehle ich die regelmäßige Anwendung der Reflex-Heilmassage am Fuß als „Mittel der Wahl".

Behandlungsbeispiel:

- Abbildung 32
- ca. 15 Behandlungen

Ergänzende Maßnahmen:

- naturnahe Lebensweise
- Yoga, Atemtherapie, Autogenes Training
- Akupunktur und Akupressur
- Homöopathie: Nux vomica, Dulcamara D 6
- Ionengeneratoren für Büroräume
- Magnettherapie, vgl. „Magnettherapie – Selbstbehandlung", Frech-Verlag, Stuttgart

Wetterfühligkeit

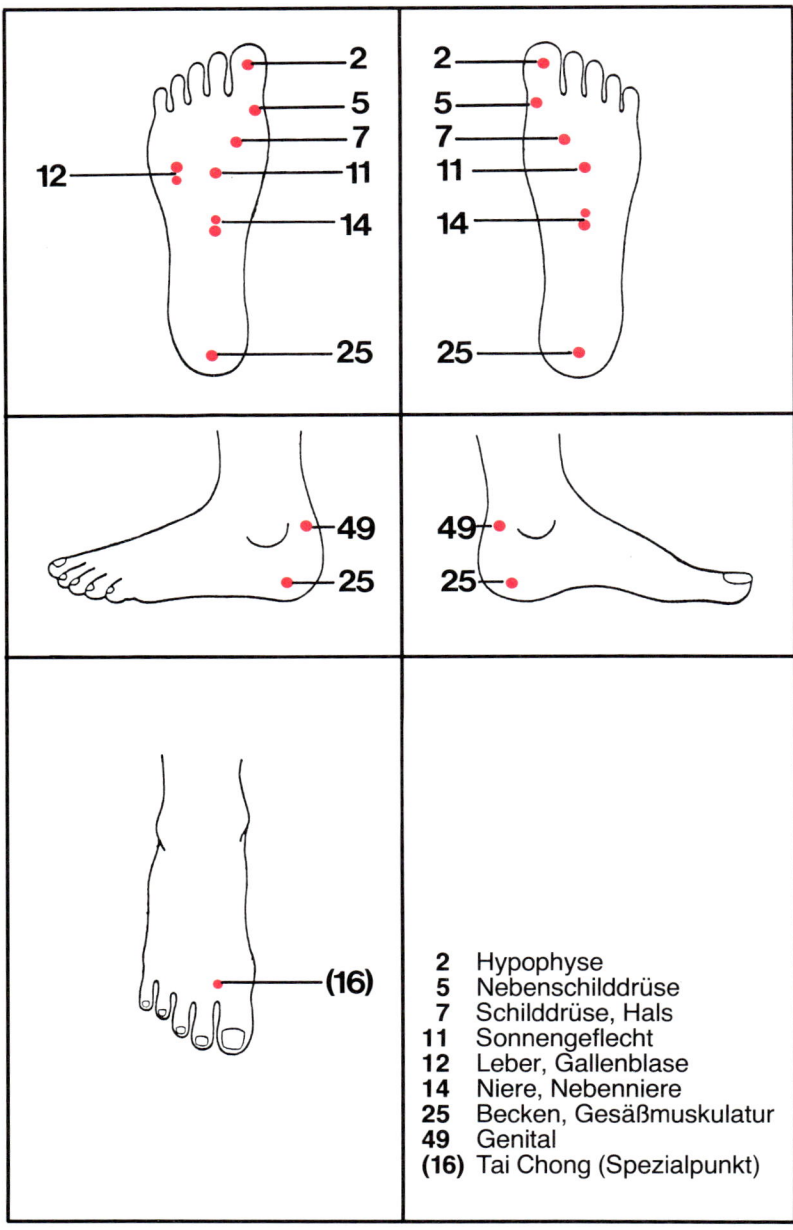

2	Hypophyse
5	Nebenschilddrüse
7	Schilddrüse, Hals
11	Sonnengeflecht
12	Leber, Gallenblase
14	Niere, Nebenniere
25	Becken, Gesäßmuskulatur
49	Genital
(16)	Tai Chong (Spezialpunkt)

Abbildung 32

Menstruationsbeschwerden

Von Natur aus ist der biologische Rhythmus des weiblichen Organismus voller Harmonie, wobei in auffallender Weise der monatliche Zyklus eine kosmische Übereinstimmung mit dem Mondzyklus darstellt. In diesem periodischen Auf und Ab kommt es jedoch zu Schwankungen, die das allgemeine Wohlbefinden beeinträchtigen, besonders in den Tagen vor Einsetzen der Periode, dem „moment de la lune". Dann staut sich vermehrt Wasser im Gewebe an, die Vitalkraft läßt nach, viele Frauen sind nervös, zugleich auch gereizt und klagen über Kopfschmerzen.

Da diese vorperiodischen Beschwerden mit dem Östrogenspiegel zusammenhängen, läßt sich ihre Dauer ziemlich genau begrenzen. Bei einem länger anhaltenden gestörten Menstruationsverhältnis sind es in der Regel störende Umwelteinflüsse und psychische Belastungen, die diese Regelfunktionen aus dem Gleichgewicht bringen. Hinzu kommen Überforderungen in Familie und Beruf, der Mißbrauch von Genußmitteln, Ernährungsfehler und sehr oft verborgene, behandlungsbedürftige Infektionskrankheiten. Zudem kann eine fehlerhafte Verarbeitung von Konfliktsituationen ein breites Spektrum von Neurosen, d. h. seelisch und nervlich bedingte Störungen hervorrufen, die wiederum den ansonsten harmonischen Ablauf des Zyklus beeinträchtigen. Ebenso liegt es auf der Hand, daß bei der eminenten Bedeutung aller mit der Sexualität zusammenhängenden Probleme sich Organneurosen besonders häufig an der Gebärmutter bemerkbar machen.

Rückenschmerzen, verstärkte oder zu schwache Periodenblutungen, Menstruationsbeschwerden, Zwischenblutungen, Ausfluß usw. sind die Folgen, die harmlos, aber bei Erkrankungen der Gebärmutter auch bösartig sein können. In diesen Fällen ist eine Untersuchung beim Frauenarzt unbedingt erforderlich.

Jede zweite Frau, die Hilfe bei einem Frauenarzt sucht ist krank, weil irgendein seelischer Kummer ihren Körper in Mitleidenschaft zieht. Immer seelisch bedingt sind Frigidität, Vaginismus und sogenannte „Pubertätsmagersucht", die durch übertriebene „Diätkuren" Zyklusstörungen verursachen.

Von den erwähnten Faktoren, die zur Entstehung einer psychosomatischen gynäkologischen Störung beitragen, wird man durch die Anwendung der Reflex-Heilmassage am Fuß nur einige ausmerzen können. Doch zeigt es sich, wie die Erfahrung lehrt, daß viele seelisch bedingten Begleiterscheinungen, die zu Menstruationsstörungen beitragen, auf einfache Weise mit dieser Naturheilmethode beseitigt werden können. Zugleich stabilisiert die aktive Einübung eines gesundheitsbewußten Verhaltens das Nervensystem, wodurch sich störende Umwelteinflüsse besser verarbeiten lassen und Fehlregulationen erfolgreich korrigiert werden können.

Auch im höheren Lebensalter, wenn der weibliche Organismus nicht mehr durch den regelmäßigen Zyklus stabilisiert wird, empfehle ich die öftere Anwendung der Reflex-Heilmassage am Fuß, wodurch sich in vieler Hinsicht das Allgemeinbefinden positiv beeinflussen läßt.

Behandlungsbeispiel:

● Abbildung 33
● ca. 10 Behandlungen

Ergänzende Maßnahmen:

● Lendenwickel nach Kneipp
● salzlose Kost vor der Periode
● Kur mit Vitamin A, E und B 12
● Autogenes Training
● Homöopathie: Nux moschata, Pulsatilla D 12
● Magnettherapie, vgl. „Magnettherapie – Selbstbehandlung", Frech-Verlag, Stuttgart

Menstruationsstörungen

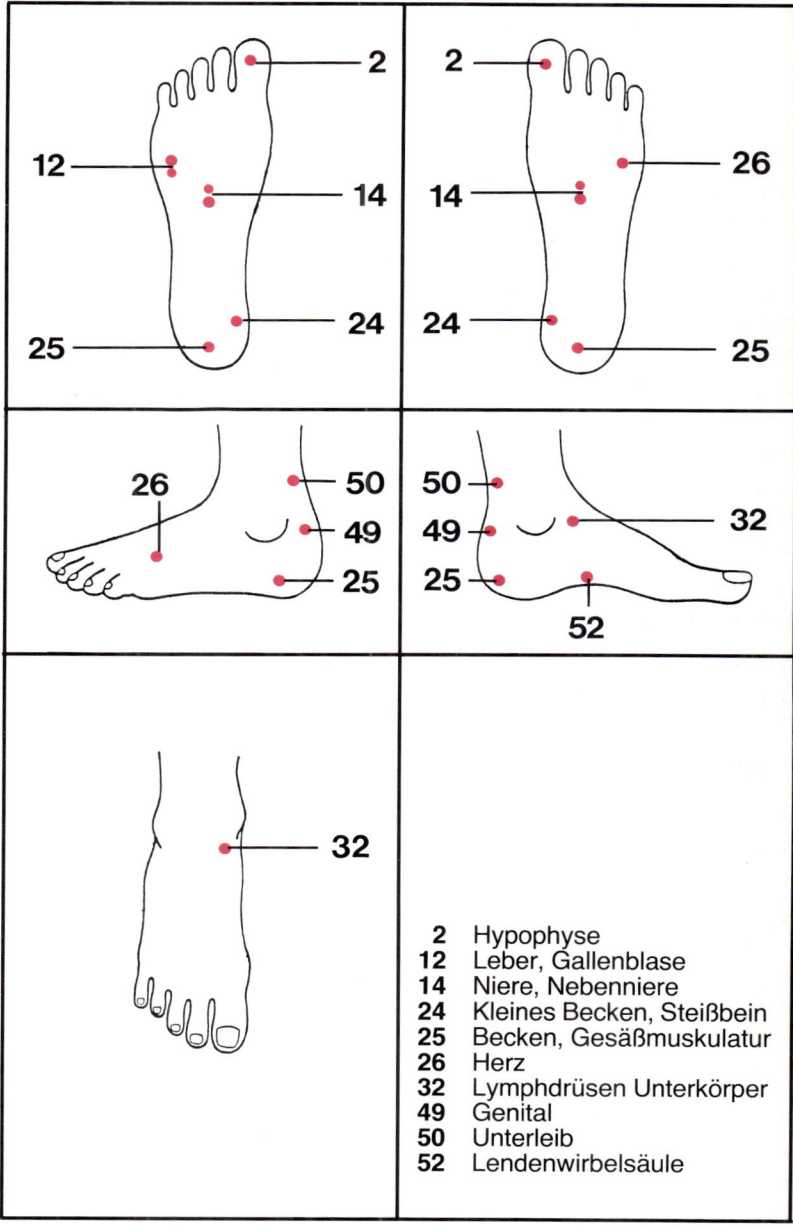

Abbildung 33

2	Hypophyse
12	Leber, Gallenblase
14	Niere, Nebenniere
24	Kleines Becken, Steißbein
25	Becken, Gesäßmuskulatur
26	Herz
32	Lymphdrüsen Unterkörper
49	Genital
50	Unterleib
52	Lendenwirbelsäule

Heuschnupfen

Mit Beginn des Frühlings bis hin zum Hochsommer erobern ganze Wolken von Blütenstaub unsere Atmosphäre. Als Schwebstoffe können diverse Blütenstaubkörner bis zu 300 Kilometer zurücklegen. Somit gibt es keinen absoluten Schutz vor den Pollen, auch nicht in den Städten. Manche Blütenstaubkörner kann man mit dem bloßen Auge sehen, andere, feinere sind unsichtbar. Letztere aber sind es, die am stärksten die Schleimhäute der Atemwege reizen, wenn eine erbliche Disposition hierfür vorliegt oder die Bereitschaft dazu erworben wurde, durch ein naturentfremdetes Leben. Als Erreger identifiziert, sind es meistens Windblütler, die ihre Fortpflanzung dem Wind überlassen und somit den Heuschnupfen, d. h. die Pollinose, auslösen.

Bei diesen allergischen Beschwerden handelt es sich um eine Pollenantigen-Antikörper-Reaktion, die nur durch den wiederholten Kontakt mit dem Antigen, dem Blütenstaub, auftritt und schließlich eine ganze Kette von Reaktionen auslöst, wie Schnupfen, Juckreiz und gerötete Augen.

Unempfindlich gegen Blütenstaubreize sind wir nur solange unser Organismus nicht übermäßig sensibilisiert wird. Ist dies erst einmal geschehen kann nur eine Langzeitanwendung der Reflex-Heilmassage am Fuß den erwünschten Erfolg, die Beschwerdefreiheit, herbeiführen.

Behandlungsbeispiel:

● Abbildung 34
● ca. 30 Behandlungen, Beginn ab Monat Januar

Ergänzende Maßnahmen:

● Kneipp-Kaltwaschungen
● Schulter- und Nackenmassagen
● Nasenschleimhäute mit Johannisöl einreiben
● Pollsitan-Kur-Kapseln
● Homöopathie: Arsenicum album, Naphthalinum D 3

Heuschnupfen

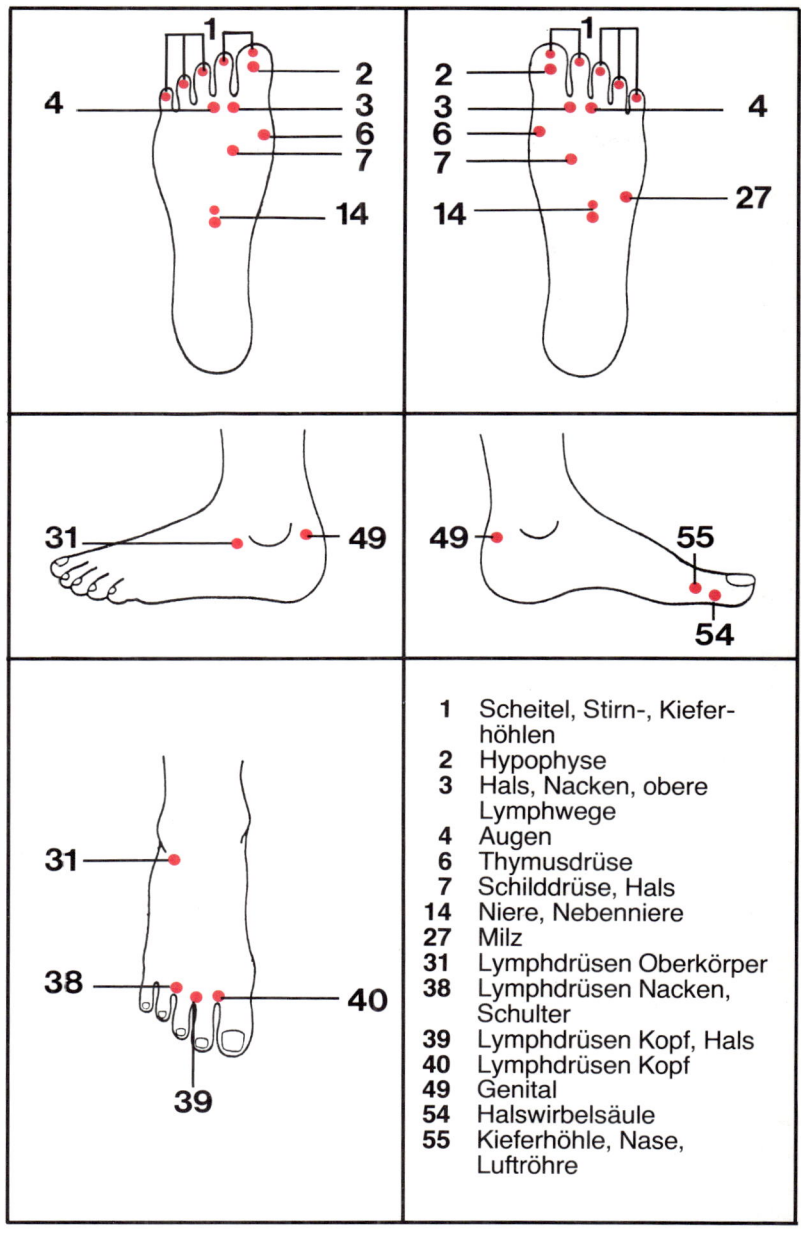

1	Scheitel, Stirn-, Kiefer-höhlen
2	Hypophyse
3	Hals, Nacken, obere Lymphwege
4	Augen
6	Thymusdrüse
7	Schilddrüse, Hals
14	Niere, Nebenniere
27	Milz
31	Lymphdrüsen Oberkörper
38	Lymphdrüsen Nacken, Schulter
39	Lymphdrüsen Kopf, Hals
40	Lymphdrüsen Kopf
49	Genital
54	Halswirbelsäule
55	Kieferhöhle, Nase, Luftröhre

Abbildung 34

Konzentrationsmangel und Gedächtnisschwäche

Woher wissen wir, was wir wissen? Ja, das größte Geheimnis der menschlichen Natur ist wahrscheinlich der Denkvorgang überhaupt. Seit Jahrtausenden haben sich Philosophen mit der Frage befaßt, auf welche Weise der Mensch wohl denkt, wie die Informationen der Sinnesorgane – Tastsinn, Augen, Ohren usw. – über Nervenbahnen ins Gehirn gelangen. Wie sie dort wieder sichtbare Erinnerungsbilder erzeugen und so unserem Organismus all das vermitteln, was die inneren und äußeren Steuerungsmechanismen koordiniert.

Einen recht vagen Begriff von dieser Komplexität kann man sich nur andeutungsweise machen, wenn man zudem berücksichtigt, daß unser Körper aus ca. 30 Billionen Zellen besteht, wobei jede dieser Zellen Jahrmillionen alte Erbinformationen speichert. Dieser Informationsspeicher – diese holographische Gesamtstruktur – ist derart komplex, daß heute viele Wissenschaftler glauben, der Mensch könne sich deshalb niemals vollständig begreifen, da dem Erkenntnisvermögen Grenzen durch sich selbst gesetzt werden. Treffend formuliert Ludwig Wittgenstein diese Problematik in seinem Tractatus logico – philosophicus: „Die Grenzen meiner Sprache bedeuten die Grenzen meiner Welt."

Trotz intensiver Gehirnforschung liegt noch viel von seiner Arbeit im dunkeln. Oft wird unsere oberste Schaltzentrale mit einem Computer verglichen. Doch damit stellt man einen Vergleich auf, der dem Wesen des „Feinstoffgehirns" nur zu einem Teil gerecht wird. So bestehen zahlreiche Verschiedenheiten zwischen Computer und Gehirn, abgesehen von dem gewaltigen Unterschied in der Anzahl der Zellen und der Kompliziertheit der Nervenanschlüsse, die praktisch ununterbrochen unter „Strom" stehen. Außerdem ist das Nervensystem kein „Netzwerk von Drähten". Es besteht vielmehr aus Ketten von Einzelzellen, die durch sogenannte Synapsen, den Kontaktverbindungen, für die Übertragung von Nervenimpulsen voneinander getrennt sind.

In jeder Sekunde strömt eine Flut von Reizen aus allen Teilen des Körpers zum Gehirn, die sinnvoll verarbeitet, gespeichert und anschließend durch Handlungsweisen beantwortet werden. Diese Arbeitsweise stellt ein komplettes kybernetisches Rückkopplungssystem dar, das sich ständig den veränderten Umweltbedingungen anpaßt. Ohne diese Rückkoppelung, dem Biofeedback, wären wir nicht in der Lage eine Handlung zu variieren, insbesondere dann nicht, wenn wir z.B. ein Spiel spielen oder Probleme lösen.

Eine überlebenswichtige Leistung des Gehirns ist das Gedächtnis selber, ohne das man weder Erfolge wiederholen noch Mißerfolge vermeiden könnte. Jede Information, die zu unserem „Großcomputer" vordringt, wird durch ein kompliziertes Selektionsverfahren in unserem Ultrakurz-, Kurz- oder Langzeitgedächtnis gespeichert und je nach Bedarf abgerufen. Erst durch eine öftere Reizwiederholung werden diese elektrobiochemischen Gedächtnismoleküle automatisiert, d.h. die Steuerungsvorgänge der Informationsverarbeitung gewinnen an Exaktheit. Durch diese molekulare Automatisierung, die sich tausendfach im alltäglichen Unterbewußtsein und Bewußtsein abspielt, wird zugleich unser Gedächtnisspeicher – das Großhirn und die Großhirnrinde (Cortex) – entlastet. Bei dieser Sparsamkeit im Gebrauch eines Mittels schützt sich das Gedächtnis selber vor dem „Überlaufen". Wechselvorgänge, wie Denken, Sicherinnern, Kombinieren, Lernen, Vergessen usw., finden über der ganzen Großhirnrinde verteilt statt, wobei zudem die rechte Gehirnhälfte und das Kleinhirn die linke Körperseite vegetativ, motorisch und sensorisch kontrolliert und umgekehrt die linke die rechte Körperseite. Zugleich wird im Großhirn dieser Kontroll-, Speicher- und Austauschmechanismus beider Hemisphären auch noch untereinander asymmetrisch ausgeführt. Dabei können Gedächtnisinhalte, sogenannte „Bits", von einer Gehirnhälfte, aber auch von beiden Hemisphären zugleich gespeichert und abgerufen werden.

Aufgrund dieser genialen Beschaffenheit läßt sich theoretisch aus jedem verkleinerten Teilstück eine einmal gespeicherte Information wieder abrufen. Bei dieser unvorstellbaren Kommunikationskapazität wird einem bewußt, daß bei einer Störung oder bei einem kurzen Ausfall einzelner Gehirnpartien die intellektuelle Leistungsfähigkeit nur unwesentlich beeinträchtigt wird. Dieses holographische Konzept – in dem sich das Ganze millionenfach im Kleinen widerspiegelt, gibt uns wieder einmal einen mikroskopisch kleinen Lichtblick auf die Gesamtschöpfung – den göttlichen Plan, zugleich auch auf alle Urgesetze, so unterschiedlich die Mutationsbereiche auf diesem Planeten auch sein mögen.

Obgleich uns diese Gesamtschau als Ganzes nicht bewußt wird, so ist doch die Entwicklung der Menschheit für die kommenden Milliarden Jahre bereits im genetischen Code festgelegt. Dieser DNS-Code – der menschliche Baustein – beinhaltet das gesamte göttliche Wirken, unseren Lebensbaum, die Geschichte der Vergangenheit und die mögliche Vorschau auf die Zukunft. In seiner Geborgenheit und deren Vererbung werden sich unsere Nachfahren, ihre Kinder und Kindeskinder auf interplanetare Reisen begeben. Die funktionale Bedeutung der Entwicklung von unbegrenztem Bewußtsein und damit zur vollständigen Kohärenz beider Hemisphären wird das revolutionärste Ereignis von allem sein. Diese höhere Entwicklungsstufe basiert auf dem Prinzip der Verbundenheit durch Wechselbeziehungen. Es ist die Tendenz nach Vereinheitlichung aller Aspekte in der Natur.

So futuristisch der Ausblick auf die „Intelligenzquotient-Zuwachsrate" auch sein mag, so bedrückend ist die Tatsache, daß der Mensch nur wenige Gedankenblitze zum Erleuchten bringen kann. Mehr als 90 Prozent unserer geistigen Kräfte, die das paradiesische Eintreten in den Zustand des „Wachseins" uns vermitteln könnten, schlummern ungenutzt in der „Black box", dem Gehirn.

Es ist seit langem bekannt, daß alle Veränderungen im Denken und Verhalten mit ganz bestimmten Veränderungen in der Biochemie des Körpers verbunden sind, wie: Änderungen im Stoffwechsel, in der Neurotransmitterproduktion (chem. Überträgersubstanz der Nerven- und Gehirnzellen) und dem Hormongleichgewicht). Aufgrund dieser Erkenntnis ist es verständlich, daß Denkblockaden, Gedächtnisstörungen und Konzentrationsmangel unter Stressbelastungen entstehen, die durch körpereigene Hormone der Nebenniere, wie Adrenalin, Noradrenalin und ACTH-Hormon der Hypophyse hervorgerufen werden. Ein ACTH-Mangel ist für das Lernen und für die Konzentration ebenso störend wie ein Überschuß. Diese Mangelerscheinung wird in der Regel durch eine Überfunktion der Nebenniere ausgelöst, kann aber auch durch die Applikation cortisonhaltiger Präparate entstehen.

Es ist einer der ältesten Träume der Menschheit, den gigantischen „Großcomputer", das Gehirn, und somit das Gedächtnis beeinflussen zu können, um den menschlichen Geist in ungeahnte Höhen zu erheben. „Wundersubstanzen", die das Erlernen und Speichern unterstützen können, gibt es noch nicht, obwohl einige chemische und pflanzliche Substanzen bewußtseinserweiternde Wirkungen auslösen können. Gerade bei Konzentrationsmangel und Gedächtnisstörungen zeigt es sich, daß eine sinnvolle Therapie bereits im Alltag beginnt. Erhalten Sie sich Ihre Spannkraft durch ausreichenden Schlaf und achten Sie auf Ihren Blutdruck und eine gesunde biologische Ernährung. Vermeiden Sie langanhaltende Stress-Situationen und nutzen Sie Ihre Freizeit durch einen gesunden körperlichen und geistigen „Ausgleichsport". Zudem benutzen Sie die Technik der Reflex-Heilmassage am Fuß, um so die Funktionsweise Ihres Körpers zu verbessern. Seine Struktur, seine Aktivität, seine Fähigkeiten, entwickeln sich nur aus dem stabilen Zustand des Bewußtseins und dem körpereigenen Fließgleichgewichtszustand.

Behandlungsbeispiel:

● Abbildung 35
● ca. 15 Behandlungen

Ergänzende Maßnahmen:

● Atemgymnastik, Rebirthing
● Kneipp-Anwendungen
● Autogenes Training
● Yoga, speziell Schulterstand
● natürlich vorkommende L-Glutaminsäure
● Kräutertee: Brennesselsamen
● Homöopathie: Acidum phosphoricum, Ambra D 6

Konzentrationsmangel und Gedächtnisschwäche

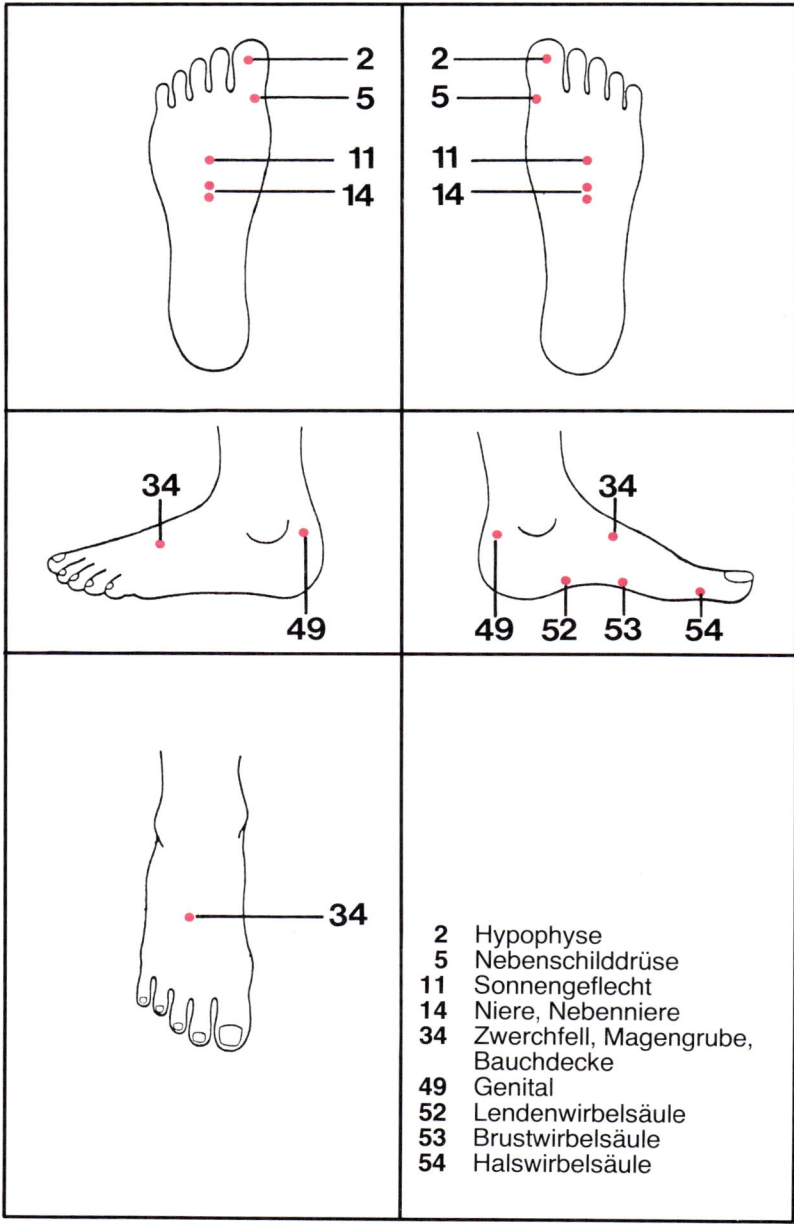

2   Hypophyse
5   Nebenschilddrüse
11   Sonnengeflecht
14   Niere, Nebenniere
34   Zwerchfell, Magengrube,
       Bauchdecke
49   Genital
52   Lendenwirbelsäule
53   Brustwirbelsäule
54   Halswirbelsäule

Abbildung 35

Verstopfung und Darmträgheit

Bei einem Kreis ist alles an ihm in gleicher Weise Anfang und Ende. Im übertragenen Sinn stellt auch der Verdauungs- und Stoffwechselprozeß in unserem Körper einen Kreislauf dar, in dem ständig grobstoffliche Energie zu feinstofflicher Energie verarbeitet wird. Dieses Fließgleichgewichtsystem ist die Voraussetzung für ein gesundes Leben. Störungen, die sich in diesem komplizierten System bemerkbar machen, werden in der Regel durch einen Mangel an Vitalstoffen, wie Vitamine, Spurenelemente, Salze, Enzyme usw. hervorgerufen, wobei die Nahrungsstoffe nicht vollständig umgesetzt und die Schlackstoffe nicht restlos ausgeschieden werden. Die daraus resultierenden vielschichtigen zivilisationsbedingten Stoffwechselstörungen haben tausend Gesichter, die vielfach unwissentlich symptomatisch behandelt werden. Also genau dort, wo der Schmerz am stärksten auftritt. Aber die verkannte Hauptursache bleibt der Darm, denn durch die Stoffwechselstörung des Darmtraktes kommt es zu einer Ansammlung von giftigen Abfallstoffen (metabolische Toxine) im Körper, die je nach Konstitution Depressionen, Hautunreinheiten, Kopfschmerzen, Kreuz- und Rückenschmerzen, Migräne, Atemnot, Leber- und Gallenstörungen usw. auslösen können.

Ein ganz entscheidender Faktor, der die Entstehung der erwähnten Beschwerden fördert, ist das Zuwenig an Ballaststoffen in unserer Nahrung. Der Darmtrakt wird zur Trägheit verurteilt, es entsteht eine Verstopfung, die man medizinisch als Obstipation bezeichnet. Eine voreilige Schlußfolgerung wäre nun, täglich ein Abführmittel zu nehmen, um das Übel zu beheben.

Wer sein Wohlbefinden an solche Verdauungshilfen bindet, spielt fahrlässig mit seiner Gesundheit. Denn durch sie werden wichtige Mineralstoffe und Vitamine aus dem Organismus zusätzlich ausgeschwemmt. Gleichzeitig tritt zunehmend eine Minderleistung der Darmmuskulatur, der Peristaltik, auf und aus einem akuten Geschehen entwickelt sich eine chronische Obstipation.

Wie bereits erwähnt ist meistens eine ballastarme Nahrung der wichtigste Grund für die Entstehung der Verstopfung. Auch können Fisteln, Hämorrhoiden oder kleine Einrisse in der Schleimhaut des Darmes die Darmentleerung erschweren. Hastiges Essen, unregelmäßige Mahlzeiten, Nervosität, Stressbelastungen und eine Unterfunktion der Schilddrüse sowie chemische Arzneien begünstigen das Leiden.

Bei der Behandlung der Darmträgheit kann man nur dann von einer wirklichen Heilung sprechen, wenn die tagtägliche Stuhlentleerung wieder zu einem natürlichen Vorgang geworden ist. Die Reflex-Heilmassage am Fuß wird Ihnen dabei behilflich sein. Gleichzeitig empfiehlt es sich, den Speiseplan nach einfachen Gesichtspunkten umzustellen. Kein Auslaugen der Gemüse durch Kochen, sondern Erhaltung der Mineralstoffe und Vitamine durch Dämpfen und Dünsten. Säureüberschüssige Nahrungsmittel wie Fleisch, Wurstwaren, Eier, Käse usw. sollten Sie möglichst meiden.

Behandlungsbeispiel:

● Abbildung 36
● ca. 10 Behandlungen

Ergänzende Maßnahmen:

● Schwedenbitter
● Gymnastik, Jogging
● Yoga, Bauchschnellen
● Homöopathie: Nux vomica D 12, Lycopodium, Magnesium muriaticum D 4
● Trinkkur, magnetisiertes Mineralwasser, 1,5 Liter pro Tag, vgl. „Magnettherapie – Selbstbehandlung", Frech-Verlag, Stuttgart

Verstopfung und Darmträgheit

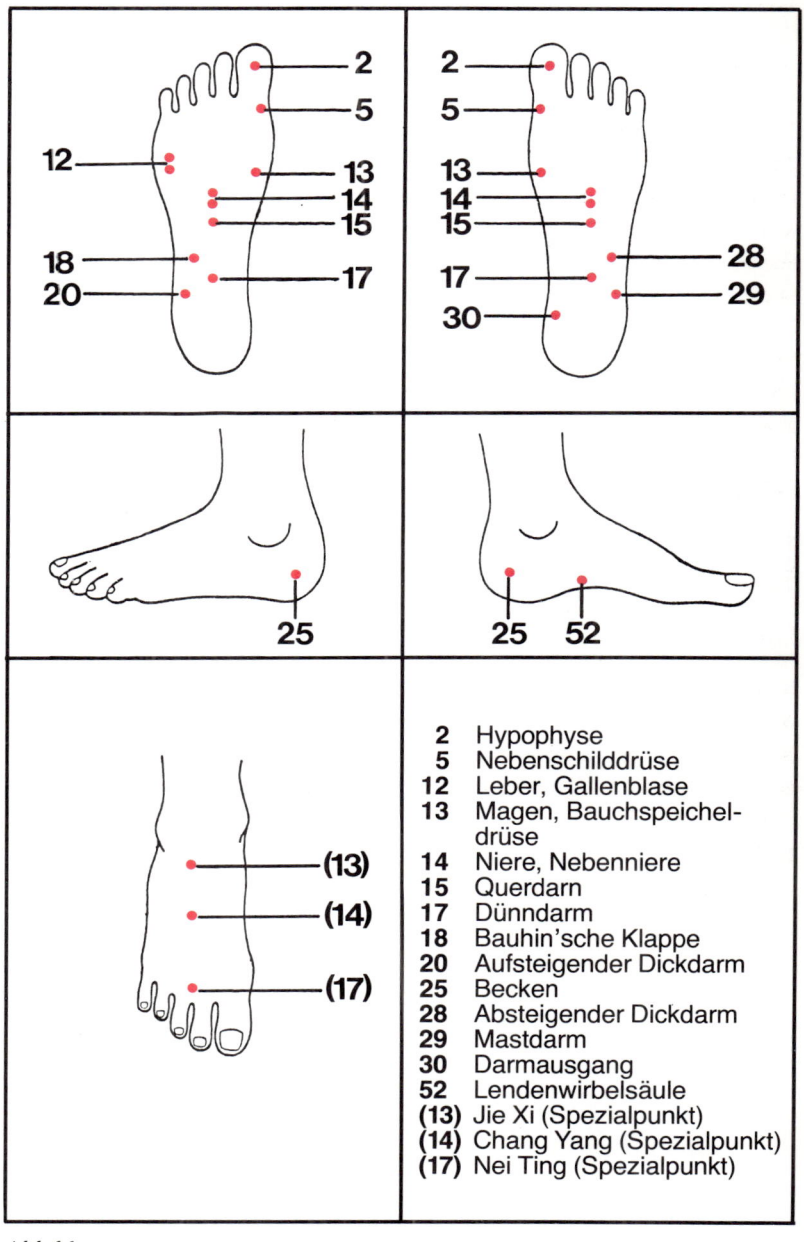

2	Hypophyse
5	Nebenschilddrüse
12	Leber, Gallenblase
13	Magen, Bauchspeichel-drüse
14	Niere, Nebenniere
15	Querdarn
17	Dünndarm
18	Bauhin'sche Klappe
20	Aufsteigender Dickdarm
25	Becken
28	Absteigender Dickdarm
29	Mastdarm
30	Darmausgang
52	Lendenwirbelsäule
(13)	Jie Xi (Spezialpunkt)
(14)	Chang Yang (Spezialpunkt)
(17)	Nei Ting (Spezialpunkt)

Abbildung 36

Indikationsverzeichnis zur Reflex-Heilmassage am Fuß

Die nachfolgenden Behandlungsvorschläge sind in jahrelanger Anwendung aus der Praxis entstanden und haben sich für die Selbst- und Partnerbehandlung bewährt.

Da es sich bei den schematisch aufgeführten Behandlungsbeispielen um eine Reflex-Heilmassage-Standardtherapie handelt, ist es verständlich, daß je nach Beschwerden und Krankheiten dieses bewährte Behandlungsschema variiert werden muß.

Dann gelangt man auch zum tieferen Sinn einer Erkrankung, zu der Erkenntnis, daß Störungen im körpereigenen Fließgleichgewicht uns eine „Botschaft" übermitteln. Diese individuellen Reaktionen zu verstehen bedeutet, diese Botschaft als eine Mahnung zur inneren Einkehr, zur Selbstbeobachtung anzunehmen. Hieraus ergibt sich dann das persönliche Behandlungsschema.

Zudem kann man diese Behandlungsbeispiele ergänzend mit der chinesischen Akupressur, der Magnettherapie, der Homöopathie, der Phytotherapie, der Megavitamintherapie, der richtigen Diät usw. anwenden, wodurch sich der Heilerfolg beachtlich steigern läßt.

Als Kardinalregel sollten immer nur die nachfolgenden Heil-Reflexzonen am Fuß behandelt werden, die auch schmerzempfindlich und druckdolent an den Fußsohlen ansprechen und somit behandlungsbedürftig sind.

Oftmals führt gerade der kürzeste und einfachste Weg zum Heilerfolg!

Indikationen:

Akne: Hypophyse (2), Leber, Gallenblase (12 und 35), Magen, Bauchspeicheldrüse (13), Niere, Nebenniere (14), Darmtrakt (15, 17, 20, 28, 29), Genital (49)

Allergie: Hypophyse (2), Hals, Nacken, obere Lymphwege (3), Thymusdrüse (6), Leber, Gallenblase (12 + 35), Niere, Nebenniere (14), Darmtrakt (15, 17, 20, 28, 29), Milz (27), Lymphdrüsen Oberkörper (31), Lymphdrüsen Unterkörper (32), Lymphdrüsen Nacken, Schulter (38), Lymphdrüsen Kopf, Hals (39), Lymphdrüsen Nase, Rachen, Kehlkopf, Luftröhre (40)

Angina: Hals, Nacken, obere Lymphwege (3), Thymusdrüse (6), Niere, Nebenniere (14), Milz (27), Lymphdrüsen Kopf, Hals, Rachen, Kehlkopf, Luftröhre (40), Mandeln (41)

Angst: Hypophyse (2), Hals, Nacken, obere Lymphwege (3), Nebenschilddrüse (5), Schilddrüse, Hals (7), Sonnengeflecht, Zwerchfell (11), Leber, Gallenblase (12), Niere, Nebenniere (14), Brust, Rippenfell, Rippen (36)

Arteriosklerose: Hypophyse (2), Schilddrüse, Hals (7), Leber, Gallenblase (12), Niere, Nebenniere (14), Genital (49), Nebenschilddrüsen (55)

Arthritis:	Hypophyse (2), Hals, Nacken, obere Lymphwege (3), Schulter, Lymphknoten Achsel (9), Leber, Gallenblase (12), Niere, Nebenniere (14), Darmtrakt (15, 17, 20, 28, 29), Milz (27), Lymphdrüsen Oberkörper (31), Lymphdrüsen Unterkörper (32), Lymphdrüsen Nacken (38), Lymphdrüsen Kopf, Hals (39 + 40), Meisterpunkt (48)
Asthma:	Hypophyse (2), Hals, Nacken, obere Lymphwege (3), Schilddrüse (7), Lunge, Bronchien (10), Sonnengeflecht, Zwerchfell (11), Niere, Nebenniere (14), Darmtrakt (15, 17, 20, 28, 29), Herz (26), Milz (27), Lymphdrüsen Oberkörper (31), Zwerchfell, Magengrube, Bauchdecke (34), Brust, Rippenfell, Rippen (36), Lymphdrüsen Nacken, Schulter (38), Lymphdrüsen Kopf, Hals (39), Lymphdrüsen Nase, Rachen, Kehlkopf, Luftröhre (40), Brustwirbelsäule (53), Kieferhöhle, Speiseröhre, Nebenschilddrüsen (55)
Augenbeschwerden:	Hypophyse (2), Hals, Nacken, obere Lymphwege (3), Augen (4), Leber, Gallenblase (12), Halsmuskulatur (45)
Beinbeschwerden:	Niere, Nebenniere (14), Knie (21), Ischias (22), Herz (26), Lymphdrüsen Unterkörper (32), Hüftgelenk (47), Meisterpunkt (48), Unterleib, Ischias (50), Lendenwirbelsäule (52)
Beine, offene:	Leber, Gallenblase (12), Niere, Nebenniere (14), Darmtrakt (15, 17, 20, 28, 29), Blase, Harnleiter (16), Lymphdrüsen Unterkörper (32), Meisterpunkt (48)

114

Bettnässen:	Hypophyse (2), Sonnengeflecht, Zwerchfell (11), Niere, Nebenniere (14), Blase, Harnleiter (16), Kreuzbein (23), Becken, Gesäßmuskulatur (25), Lymphdrüsen Unterkörper (32), Lendenwirbelsäule (52)
Blähungen:	Sonnengeflecht, Zwerchfell (11), Leber, Gallenblase (12), Magen, Bauchspeicheldrüse (13), Darmtrakt (15, 17, 20, 28, 29)
Blasenentzündung:	Thymusdrüse (6), Niere, Nebenniere (14), Blase, Harnleiter (16), Becken, Gesäßmuskulatur (25), Lymphdrüsen Unterkörper (32), Lendenwirbelsäule (52)
Blutdruck, erhöht:	Hypophyse (2), Sonnengeflecht, Zwerchfell (11), Niere, Nebenniere (14), Genital (49)
Blutdruck, niedrig:	Hypophyse (2), Niere, Nebenniere (14), Herz (26), Gleichgewicht, Eustachische Röhre (37)
Bronchitis:	Hals, Nacken, obere Lymphwege (3), Thymusdrüse (6), Lunge, Bronchien (10), Niere, Nebenniere (14), Lymphdrüsen Oberkörper (31), Brust, Rippenfell, Rippen (36), Lymphdrüsen Kopf, Hals (39), Lymphdrüsen Nase, Rachen, Kehlkopf, Luftröhre (40), Brustwirbelsäule (53), Halswirbelsäule (54), Kieferhöhle, Speiseröhre, Nebenschilddrüsen (55)
Cellulitis:	Hypophyse (2), Leber, Gallenblase (12 + 35), Lymphdrüsen Unterkörper (32), Genital (49)

115

Diabetes:	Hypophyse (2), Nebenschilddrüse (5 + 55), Sonnengeflecht, Zwerchfell (11), Leber, Gallenblase (12), Magen, Bauchspeicheldrüse (13), Niere, Nebenniere (14), Darmtrakt (15, 17, 20, 28, 29), Lendenwirbelsäule (52), Brustwirbelsäule (53)
Durchblutungsstörungen:	Sonnengeflecht, Zwerchfell (11), Leber, Gallenblase (12), Niere, Nebenniere (14), Ischias (22), Becken, Gesäßmuskulatur (25), Herz (26), Unterleib, Ischias (50), Lendenwirbelsäule (52), Brustwirbelsäule (53), Halswirbelsäule (54)
Durchfall:	Sonnengeflecht, Zwerchfell (11), Leber, Gallenblase (12), Lendenwirbelsäule (52), Darmtrakt (15, 17, 20, 28, 29, 35)
Eileiterentzündung:	Hypophyse (2), Sonnengeflecht, Zwerchfell (11), Niere, Nebenniere (14), Lymphdrüsen Unterkörper (32), Meisterpunkt (48), Genital (49), Lendenwirbelsäule (52)
Ekzem:	Leber, Gallenblase (12 + 35), Niere, Nebenniere (14), Darmtrakt (15, 17, 20, 28, 29), Lymphdrüsen Oberkörper (31), Lymphdrüsen Unterkörper (32)
Erkältung:	Scheitel, Stirn-, Kieferhöhlen (1), Hals, Nacken, obere Lymphwege (3), Augen (4), Thymusdrüse (6), Ohren, Eustachische Röhre (8), Lunge, Bronchien (10), Niere, Nebenniere (14), Lymphdrüsen Oberkörper (31), Brust, Rippenfell, Rippen (36), Halsmuskulatur, Ohr (45), Halswirbelsäule (54), Kieferhöhle, Nase, Kehlkopf, Luftröhre, Speiseröhre, Nebenschilddrüsen (55)

Fettsucht:	Hypophyse (2), Schilddrüse, Hals (7), Leber, Gallenblase (12), Niere, Nebenniere (14), Darmtrakt (15, 17, 20, 28, 29), Genital (49)
Frigidität:	Hypophyse (2), Nebenschilddrüse (5), Schilddrüse, Hals (7), Leber, Gallenblase (12), Niere, Nebenniere (14), Kleines Becken, Steißbein (24), Becken, Gesäßmuskulatur (25), Herz (26), Genital (49), Steißbein (51), Lendenwirbelsäule (52)
Gallenblasenbeschwerden:	Sonnengeflecht, Zwerchfell (11), Leber, Gallenblase (12 + 35), Darmtrakt (15, 17, 20, 28, 29), Magengrube, Bauchdecke (34), Meisterpunkt (48), Brustwirbelsäule (53)
Gewichtsreduktion:	Hypophyse (2), Schilddrüse, Hals (7), Leber, Gallenblase (12), Niere, Nebenniere (14), Darmtrakt (15, 17, 20, 28, 29)
Gicht:	Schilddrüse, Hals (7), Leber, Gallenblase (12), Niere, Nebenniere (14), Darmtrakt (15, 17, 20, 28, 29), Meisterpunkt (48)
Grippe:	Scheitel, Stirn, Kieferhöhlen (1), Hypophyse (2), Hals, Nacken, obere Lymphwege (3), Augen (4), Thymusdrüse (6), Ohren, Eustachische Röhre (8), Leber, Gallenblase (12), Niere, Nebenniere (14), Milz (27), Darmtrakt (15, 17, 20, 28, 29), Lymphdrüsen Oberkörper (31), Lymphdrüsen Nacken, Schulter (38), Lymphdrüsen Kopf, Hals (39), Lymphdrüsen Kopfbereich (40), Nase, Rachen, Kehlkopf, Luftröhre, Speiseröhre, Nebenschilddrüsen (50 + 55)

Gürtelrose:	Hypophyse (2), Schilddrüse, Hals (7), Sonnengeflecht, Zwerchfell (11), Leber, Gallenblase (12), Niere, Nebenniere (14), Brustwirbelsäule (53)
Haarausfall:	Scheitel, Stirn-, Kieferhöhlen (1), Schilddrüse, Hals (7), Leber, Gallenblase (12), Darmtrakt (15, 17, 20, 28, 29), Lymphdrüsen Kopf, Hals (39), Nase, Rachen, Kehlkopf, Luftröhre (40), Genital (49)
Hämorrhoiden:	Kleines Becken, Steißbein (24), Becken, Gesäßmuskulatur (25), absteigender Dickdarm (28), Mastdarm (29), Darmausgang, Kreuzbein (30), Lymphdrüsen Unterkörper (32), Meisterpunkt (48), Lendenwirbelsäule (52)
Hände, kalt:	Hals, Nacken, obere Lymphwege (3), Nebenschilddrüse (5), Niere, Nebenniere (14), Halswirbelsäule (54)
Halsschmerzen:	Hals, Nacken, obere Lymphwege (3), Thymusdrüse (6), Niere, Nebenniere (14), Lymphdrüsen Oberkörper (31), Lymphdrüsen Nacken, Schulter (38), Lymphdrüsen Kopf, Hals (39), Nase, Rachen, Kehlkopf, Luftröhre (40), Mandeln (41), Kieferhöhle, Speiseröhre, Nebenschilddrüsen (55)
Herzbeschwerden, nervöse:	Hypophyse (2), Nebenschilddrüse (5), Sonnengeflecht, Zwerchfell (11), Leber, Gallenblase (12), Niere, Nebenniere (14), Herz (26), Lymphdrüsen Oberkörper (31), Magengrube, Bauchdecke (34), Brust, Rippenfell, Rippen (36), Brustwirbelsäule (53)

118

Hexenschuß:	Nebenschilddrüse (5), Sonnengeflecht, Zwerchfell (11), Niere, Nebenniere (14), Ischias (22 + 50), Meisterpunkt (48), Unterleib (50), Lendenwirbelsäule (52), Brustwirbelsäule (53)
Hinterhaupt-Kopfschmerzen:	Hals, Nacken, obere Lymphwege (3), Lymphdrüsen Nacken, Schulter (38), Lymphdrüsen Kopf, Hals, Nase, Rachen, Kehlkopf, Luftröhre (40), Meisterpunkt (48), Halswirbelsäule (54)
Husten:	Hals, Nacken, obere Lymphwege (3), Thymusdrüse (6), Lunge, Bronchien (10), Sonnengeflecht, Zwerchfell (11), Niere, Nebenniere (14), Brust, Rippenfell, Rippen (36), Lymphdrüsen Kopf, Hals, Nase, Rachen, Kehlkopf, Luftröhre (40), Brustwirbelsäule (53), Kieferhöhle, Speiseröhre, Nebenschilddrüsen (55)
Ischias:	Nebenschilddrüse (5), Sonnengeflecht, Zwerchfell (11), Niere, Nebenniere (14), Ischias (22 + 50), Becken, Gesäßmuskulatur (25), Meisterpunkt (48), Unterleib (50), Lendenwirbelsäule (52), Brustwirbelsäule (53)
Klimakterium-beschwerden:	Hypophyse (2), Nebenschilddrüse (5), Niere, Nebenniere (14), kleines Becken, Steißbein (24), Becken, Gesäßmuskulatur (25), Lymphdrüsen Unterkörper (32), Meisterpunkt (48), Genital (49), Unterleib, Ischias (50), Lendenwirbelsäule (52)

Knieschmerzen:	Nebenschilddrüse (5), Niere, Nebenniere (14), Knie (21), Lymphdrüsen, Unterkörper (32), Meisterpunkt (48), Lendenwirbelsäule (52)
Kopfschmerzen:	Scheitel, Stirn, Kieferhöhlen (1), Hals, Nacken, obere Lymphwege (3), Sonnengeflecht, Zwerchfell (11), Magen, Bauchspeicheldrüse (13), Niere, Nebenniere (14), Darmtrakt (15, 17, 20, 28, 29), Lymphdrüsen Oberkörper (31), Lymphdrüsen Kopf, Hals (39), Meisterpunkt (48), Genital (49), Halswirbelsäule (54), Schädelbasis, Schädelgrube, Siebbein (56)
Krampfadern:	Sonnengeflecht, Zwerchfell (11), Leber, Gallenblase (12), Niere, Nebenniere (14), Darmtrakt (15, 17, 20, 28, 29), Becken, Gesäßmuskulatur (25), Herz (26), Darmausgang, Kreuzbein (30), Lymphdrüsen Unterkörper (32), Lendenwirbelsäule (52)
Kreislaufstörungen:	Hypophyse (2), Leber, Gallenblase (12), Niere, Nebenniere (14), Herz (26), Gleichgewicht, Eustachische Röhre (37)
Kreuz- und Steißbeinbeschwerden:	Kreuzbein (23), kleines Becken, Steißbein (24), Becken, Gesäßmuskulatur (25), Lymphdrüsen Unterkörper (32), Meisterpunkt (48), Lendenwirbelsäule (52), Brustwirbelsäule (53)

Lungenerkrankungen:	Thymusdrüse (6), Lunge, Bronchien (10), Sonnengeflecht, Zwerchfell (11), Niere, Nebenniere (14), Lymphdrüsen Oberkörper (31), Brust, Rippenfell, Rippen (36), Lymphdrüsen Kopf, Hals, Nase, Rachen, Kehlkopf, Luftröhre (40), Brustwirbelsäule (53), Kieferhöhle, Speiseröhre, Nebenschilddrüsen (55)
Lymphstauungen:	Hals, Nacken, obere Lymphwege (3), Leber, Gallenblase (12), Niere, Nebenniere (14), Herz (26), Darmtrakt (15, 17, 20, 28, 29), Lymphdrüsen Oberkörper (31), Lymphdrüsen Unterkörper (32), Lymphdrüsen Nacken, Schulter (38), Lymphdrüsen Kopf, Hals (39), Lymphdrüsen Nase, Rachen, Kehlkopf, Luftröhre (40)
Magenbeschwerden:	Schilddrüse, Hals (7), Sonnengeflecht, Zwerchfell (11), Leber, Gallenblase (12 und 35), Magen, Bauchspeicheldrüse (13), Darmtrakt (15, 17, 20, 28, 29)
Migräne:	Scheitel, Stirn-, Kieferhöhlen (1), Hals, Nacken, obere Lymphwege (3), Nebenschilddrüse (5), Sonnengeflecht, Zwerchfell (11), Leber, Gallenblase (12 + 35), Magen, Bauchspeicheldrüse (13), Darmtrakt (15, 17, 20, 28, 29), Herz (26), Lymphdrüsen Kopf, Hals (39), Lymphdrüsen Nase, Rachen, Kehlkopf, Luftröhre (40), Meisterpunkt (48), Halswirbelsäule (54), Kieferhöhle, Speiseröhre, Nebenschilddrüsen (55)
Müdigkeit:	Hypophyse (2), Schilddrüse, Hals (7), Leber, Gallenblase (12), Niere, Nebenniere (14)

121

Nackenverspannungen:	Hals, Nacken, obere Lymphwege (3), Nebenschilddrüse (5), Schulter, Lymphknoten Achsel (9), Sonnengeflecht, Zwerchfell (11), Lymphdrüsen Oberkörper (31), Lymphdrüsen Nacken, Schulter (38), Lymphdrüsen Nacken, Schulter (39), Lymphdrüsen Kopf, Hals, Nase, Rachen, Kehlkopf, Luftröhre (40), Meisterpunkt (48), Halswirbelsäule (54)
Nasenbeschwerden:	Scheitel, Stirn-, Kieferhöhlen (1), Hals, Nacken, obere Lymphwege (3), Lymphdrüsen Oberkörper (31), Lymphdrüsen Kopf, Nase, Hals, Rachen, Kehlkopf, Luftröhre (40), Speiseröhre, Nebenschilddrüse (55), Schädelbasis, Schädelgrube, Siebbein (56)
Nervosität:	Hypophyse (2), Schilddrüse, Hals (7), Sonnengeflecht, Zwerchfell (11), Leber, Gallenblase (12), Niere, Nebenniere (14), Magengrube, Bauchdecke (34), Genital (49), Lendenwirbelsäule (52), Brustwirbelsäule (53), Halswirbelsäule (54)
Neuralgie:	Nebenschilddrüse (5), Sonnengeflecht, Zwerchfell (11), Leber, Gallenblase (12), Niere, Nebenniere (14)
Nierenbeschwerden:	Niere, Nebenniere (14), Blase, Harnleiter (16), Becken, Gesäßmuskulatur (25), Lymphdrüsen Unterkörper (32), Meisterpunkt (48), Lendenwirbelsäule (52)
Potenzstörungen:	Hypophyse (2), Sonnengeflecht, Zwerchfell (11), Niere, Nebenniere (14), Genital (49), Lendenwirbelsäule (52)

Prostatabeschwerden:	Hypophyse (2), Niere, Nebenniere (14), Blase, Harnleiter (16), Becken, Gesäßmuskulatur (25), Leistenkanal (33), Genital (49), Lendenwirbelsäule (52)
Rheuma:	Nebenschilddrüse (5), Leber, Gallenblase (12 + 35), Niere, Nebenniere (14), Darmtrakt (15, 17, 20, 28, 29), Blase, Harnleiter (16), Meisterpunkt (48)
Rückenschmerzen:	Hypophyse (2), Becken, Gesäßmuskulatur (25), Meisterpunkt (48), Unterleib, Ischias (50), Lendenwirbelsäule (52), Brustwirbelsäule (53)
Schlafstörungen:	Hypophyse (2), Hals, Nacken, obere Lymphwege (3), Schilddrüse, Hals (7), Sonnengeflecht, Zwerchfell (11), Magen, Bauchspeicheldrüse (13), Niere, Nebenniere (14), Darmtrakt (15, 17, 20, 28, 29), Lymphdrüsen Kopf, Hals (39), Lymphdrüsen Nase, Rachen, Kehlkopf, Luftröhre (40), Genital (49), Halswirbelsäule (54)
Schuppenflechte:	Thymusdrüse (6), Schilddrüse, Hals (7), Leber, Gallenblase (12), Niere, Nebenniere (14), Darmtrakt (15, 17, 20, 28, 29)
Schwindel:	Hypophyse (2), Hals, Nacken, obere Lymphwege (3), Ohren, Eustachische Röhre (8), Leber, Gallenblase (12), Gleichgewicht (37), Halswirbelsäule (54)
Schultergelenkschmerzen:	Hals, Nacken, obere Lymphwege (3), Nebenschilddrüse (5), Schulter, Lymphknoten Achsel (9), Niere, Nebenniere (14), Schultergelenk (46), Meisterpunkt (48), Halswirbelsäule (54)

Trigeminusneuralgie:	Scheitel, Stirn, Kieferhöhlen (1), Hypophyse (2), Hals, Nacken, obere Lymphwege (3), Trigeminus, Schläfe (44), Meisterpunkt (48)
Übelkeit:	Sonnengeflecht, Zwerchfell (11), Leber, Gallenblase (12 + 35), Magen, Bauchspeicheldrüse (13), Magengrube, Bauchdecke (34)
Vegetative Störungen:	Hypophyse (2), Schilddrüse, Hals (7), Sonnengeflecht, Zwerchfell (11), Leber, Gallenblase (12), Niere, Nebenniere (14), Herz (26), Genital (49)
Völlegefühl:	Leber, Gallenblase (12), Magen, Bauchspeicheldrüse (13), Darmtrakt (15, 17, 20, 28, 29), Zwerchfell, Magengrube, Bauchdecke (34), Lendenwirbelsäule (52), Brustwirbelsäule (53)
Wadenkrämpfe:	Nebenschilddrüse (5), Niere, Nebenniere (14), Ischias (22), Becken, Gesäßmuskulatur (25), Meisterpunkt (48), Unterleib (50), Lendenwirbelsäule (52)
Zahnschmerzen:	Scheitel, Stirn-, Kieferhöhlen (1), Unter-, Oberkiefer (42), Zähne (43), Trigeminus, Schläfe (44), Meisterpunkt (48)

Von H. Hannemann erschien bisher in der 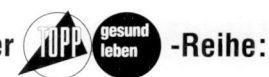 -Reihe:

Holger Hannemann
Magnettherapie - Selbstbehandlung
kt., Format 13 x 21 cm, 96 Seiten, 31 Farbfotos, 18 Zeichnungen

Best.-Nr. 4401 · ISBN 3-7724-4401-6/ R-S 827

Fast alle Alltagsbeschwerden können mit Hilfe von Magneten verhindert, beseitigt oder gelindert werden. Darum ist das Buch des Naturarztes Holger Hannemann, Herisau/Schweiz, über die Selbstanwendung der Magnettherapie nicht nur als umfassende Information, sondern auch als praktische Lebenshilfe interessant.

35 Krankheitsbehandlungen durch Magnettherapie werden so ausführlich und anschaulich wiedergegeben, daß der Leser die Selbstbehandlung durchführen kann.

- Kopfschmerzen
- Stirnkopfschmerzen
- Hinterhaupt-Kopfschmerzen
- Verbrennungen
- Migräne
- Rheuma
- Ischiasschmerzen
- Hoher Blutdruck
- Niedriger Blutdruck
- Schlaflosigkeit
- Nacken- u. Schulterschmerzen
- Muskelschwund
- Nervenschwäche
- Nervöse Störungen
- Verrenkungen
- Tennisarmschmerzen
- Störungen der sexuellen Liebesfähigkeit
- Gesichtsfalten
- Blasenkatarrh
- Kreuzschmerzen
- Verstopfung
- Halsschmerzen
- Hämorrhoiden
- Bronchitis
- Hüftgelenkbeschwerden
- Trigeminusneuralgie
- Grüner Star
- Gehirnstörungen
- Narbenschmerzen
- Zahnschmerzen
- Muskelschmerzen
- Magenbeschwerden
- Gallenbeschwerden
- Gehörschwierigkeiten
- Übergewicht

Die praktische Ergänzung zu den Büchern:

Schautafeln

nach Holger Hannemann

Ein interessantes Ergänzungsangebot zu den beiden Büchern von Holger Hannemann sind seine für den Fachmann wie für den Laien geeigneten Schautafeln. Für jede Krankheit und für alle Beschwerden werden die Magnetpunkte bzw. Reflex-Heilmassagepunkte aufgeführt und in den Abbildungen eindeutig fixiert.

So geben die Schautafeln eine guten Überblick und eine umfassende Information zur praktischen Anwendung.

Die Schautafeln sind in folgenden Formaten erhältlich:

Magnettherapie

DIN A2 · **Best.-Nr. 4402** · ISBN 3-7724-4402-4
DIN A3 · **Best.-Nr. 4403** · ISBN 3-7724-4403-2
DIN A4 · **Best.-Nr. 4404** · ISBN 3-7724-4404-0

Reflexzonenmassage

DIN A2 · **Best.-Nr. 4412** · ISBN 3-7724-4412-1
DIN A3 · **Best.-Nr. 4413** · ISBN 3-7724-4413-X
DIN A4 · **Best.-Nr. 4414** · ISBN 3-7724-4414-8

Weitere Titel der 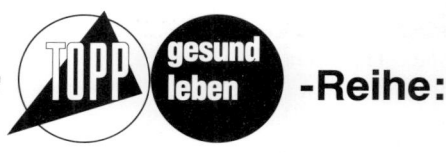 -Reihe:

Ulrich Rückert
Das Wochenende für die Gesundheit
15 Vorschläge
96 Seiten, reich illustriert
Best.-Nr. 4405 · ISBN 3-7724-4405-9

Uwe Kolster
Gesunde Kleinkinder durch alternative Ernährung
Viele Rezepte
64 Seiten, 24 Farbfotos, 7 Schaubilder
Best.-Nr. 4406 · ISBN 3-7724-4406-7

1984 erscheinen außerdem:

Fred W. Koch
Saure Nahrung macht krank
Eine Rückbesinnung auf die natürliche Ernährung
ca. 250 Seiten
Best.-Nr. 4408 · ISBN 3-7724-4408-3

Fritz Koch
Lebenskraft durch Magnetismus
Best.-Nr. 4409 · ISBN 3-7724-4409-1

Richard Benz / Urs Schrag
Homöopathische Selbstbehandlung im Alltag
96 Seiten
Best.-Nr. 4410 · ISBN 3-7724-4410-5

Alma Nissen
Frei von Gicht
Diese Krankheit ist besiegt
Best.-Nr. 4415 · ISBN 3-7724-4415-6

Der Autor:

Holger Hannemann, Naturarzt, führt in Herisau/Schweiz eine bekannte Naturheilpraxis. Daneben ist er immer wieder als kompetenter Referent und Kursleiter über sein Spezialgebiet tätig. Einem breiten Publikum wurde er in den letzten Jahren vor allem durch seine erfolgreiche Taschenbuch-Serie: „Kuriere dich selbst" bekannt, sowie durch sein Buch „Magnettherapie—Selbstbehandlung", erschienen im gleichen Verlag.

Anmerkung des Verlages:

Der Naturarzt Holger Hannemann bittet, ihm alle Heilerfolge in der Reflex-Heilmassage am Fuß, besonders solche, die nicht im Buch aufgeführt sind, mitzuteilen. Die Absicht ist, diese Erfahrungen und Heilerfolge hilfesuchenden Menschen weiterzuleiten.

Anschrift: H. Hannemann, Naturarzt, Postfach 149,
  CH-9100 Herisau/Schweiz